公共卫生管理与康复护理

李 娟　杨 森　李润娇
冯启亲　张子然　井 哲　主编

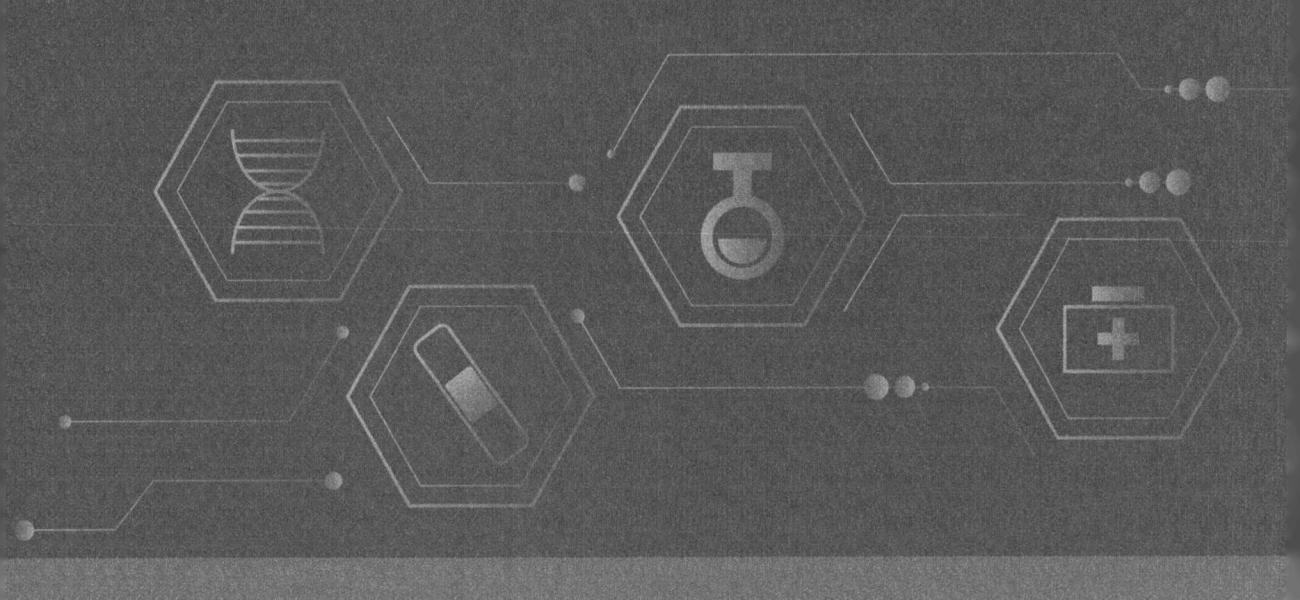

中国出版集团有限公司
世界图书出版公司
广州·上海·西安·北京

图书在版编目（CIP）数据

公共卫生管理与康复护理 / 李娟等主编. -- 广州：世界图书出版广东有限公司，2025.5. -- ISBN 978-7-5232-2248-5

Ⅰ. R126.4；R47

中国国家版本馆 CIP 数据核字第 2025TG4384 号

书　　名	公共卫生管理与康复护理
	GONGGONG WEISHENG GUANLI YU KANGFU HULI
主　　编	李　娟　杨　森　李润娇　冯启亲　张子然　井　哲
责任编辑	曹桔方
装帧设计	刘梦杳
责任技编	刘上锦
出版发行	世界图书出版有限公司　世界图书出版广东有限公司
地　　址	广州市海珠区新港西路大江冲 25 号
邮　　编	510300
电　　话	020-84460408
网　　址	http://www.gdst.com.cn
邮　　箱	wpc_gdst@163.com
经　　销	各地新华书店
印　　刷	广州小明数码印刷有限公司
开　　本	787mm×1092 mm　1/16
印　　张	10.5
字　　数	214 千字
版　　次	2025 年 5 月第 1 版　2025 年 5 月第 1 次印刷
国际书号	ISBN 978-7-5232-2248-5
定　　价	39.80 元

版权所有　翻印必究

咨询、投稿：020-84460408　gdstcjf@126.com

编委会

主　编　李　娟　杨　森　李润娇
　　　　冯启亲　张子然　井　哲
副主编　方丹灵　周晓丽　马海霞
　　　　潘婕文　李义琼　邓晓霞
　　　　苏　娇

前 言
Preface

　　在浩瀚的人类历史长河中，健康始终是人类社会追求的核心价值之一。随着时代的发展与科技的进步，公共卫生管理与康复护理作为维护人类健康的两大支柱，其重要性日益凸显。本书旨在为读者呈现一个全面、深入且实用的公共卫生管理与康复护理知识体系，以期在快速变化的社会健康需求中为专业人士、学者及广大公众提供宝贵的参考与指南。

　　公共卫生管理与康复护理虽各有侧重，但二者在促进人类健康、提升生命质量的目标上高度契合。本书的亮点在于不仅仅局限于各自领域的独立探讨，而是创造性地构建了公共卫生管理与康复护理之间的桥梁，探讨了两者在疾病预防、健康促进、患者康复等方面的协同作用机制。本书包括公共卫生规划管理、公共卫生管理体制与运行机制、医疗机构公共卫生管理、流行病学研究设计与统计分析在公共卫生管理中的应用、传染病公共卫生管理、社区康复护理等内容。

　　本书既是对公共卫生管理与康复护理现状的全面审视，也是对未来发展趋势的深刻洞察。它旨在激发读者对健康议题的深入思考，促进理论与实践的结合，为构建更加健康、公平、可持续的社会贡献智慧与力量。我们坚信，通过持续的学习与实践，公共卫生管理与康复护理将携手并进，为人类的健康福祉开创更加美好的未来。

目录
Contents

第一章 公共卫生规划管理 ... 1
第一节 当代公共卫生管理工具 ... 1
第二节 公共卫生规划管理概述 ... 6
第三节 制定公共卫生规划的原则和依据 ... 11
第四节 制定公共卫生规划的程序 ... 14

第二章 公共卫生管理体制与运行机制 ... 21
第一节 公共卫生管理体制概述 ... 21
第二节 公共卫生组织架构 ... 25
第三节 公共卫生运行机制概述 ... 28
第四节 卫生管理体制与公共卫生运行机制改革 ... 33

第三章 医疗机构公共卫生管理 ... 41
第一节 医疗机构公共卫生管理机制与改革 ... 41
第二节 公立医院与疾病防控管理 ... 43
第三节 综合性医院与突发公共卫生事件应对管理 ... 47
第四节 社区卫生服务管理 ... 49

第四章 流行病研究设计与统计分析在公共卫生管理中的应用 ... 58
第一节 流行病学研究设计与数据管理 ... 58
第二节 流行病学研究的数据类型与常用统计分析方法 ... 62
第三节 流行病学研究数据管理和分析原则 ... 66

第五章 传染病公共卫生管理 72

第一节 传染病概述 72
第二节 传染病的分类与生物安全 76
第三节 传染病的应急检测 79
第四节 传染病的防治 97

第六章 社区康复护理 108

第一节 社区康复护理概述 108
第二节 社区康复护理内容与技术 110
第三节 伤残者康复护理 116
第四节 抗痉挛的体位摆放与体位转移 123
第五节 增强肌力与耐力的训练技术 127
第六节 呼吸功能训练与体位排痰的训练技术 130
第七节 神经源性膀胱的康复训练技术 133
第八节 关节活动度的训练技术 142
第九节 日常生活活动能力的训练技术 145
第十节 痉挛的康复护理 150
第十一节 挛缩的康复护理 152

参考文献 157

第一章　公共卫生规划管理

第一节　当代公共卫生管理工具

公共卫生问题的本质是社会问题，而不仅仅是人得病的问题。单纯依靠医疗手段治病救人未必能够取得理想的效果，因为公共卫生问题的解决需要综合考虑社会因素和个人行为的影响，包括限制人员流动、实施社交距离管控、推广个人防护措施等。这些措施的目的是通过规范约束人们的社会行为，减少病毒传播的机会，从而有效控制疫情的蔓延。

艾滋病防控也是类似的情况。艾滋病的传播与个体的行为习惯密切相关，因此采取行之有效的管控措施非常重要。这些措施包括推广安全性行为、加强性教育、提供艾滋病检测和治疗等。通过规范约束人们的行为，防止肆意放纵个体的欲望，可以有效降低艾滋病的传播风险。

解决公共卫生问题需要广泛动员和协同联动的社会参与。不同于传染性疾病，慢性非传染性疾病往往与个人的生活方式和行为习惯密切相关，并受到社会因素的影响。预防伤害也需要平衡好个人、他人和社会各方的协同联动关系。中国在社会面动员能力方面具有传统优势。例如，在新中国成立初期，爱国卫生运动在抑制传染病流行方面发挥了重要作用。抗击传染性非典型肺炎（简称"非典"）和自然灾害后的防疫都是成功的范例，这些经验值得我们学习。

当前，我国社会经济快速发展，迫切需要高质量公共卫生的支撑。在新时代，我们应该发扬传统优势，坚持共建共享、联防联控、群防群控的原则，吸纳各方积极因素，打破学科壁垒，激活生产生活一线的公共卫生实践活动，提升公共卫生决策的精准性。

一、公共卫生管理工具概述

所谓管理工具，是指能够实现管理职能、完成管理目标、保证管理活动顺利进行的措施、方式、手段等的统称。广义的管理工具，包括管理方法和管理技术。所谓管理技术，主要是指管理工具中正在逐渐定量化的部分，是管理活动的主体作用于管理活动客体的桥梁。

当代公共卫生管理工具是指在公共卫生领域应用的各种技术、方法和手段，用于监测、预防、控制和管理疾病，保障公众健康。这些工具包括信息技术、数据分析、传染病监测系统、传染病控制策略、疫苗接种管理系统、卫生检疫设备等。具体的公共卫生管理工具有以下几种：

（1）传染病监测系统：包括疾病监测和报告系统，用于监测疾病的传播和暴发情况，并及时报告给卫生部门，以便采取相应的控制措施。

（2）疫苗接种管理系统：用于管理疫苗接种的信息系统，包括疫苗库存管理、接种记录和提醒、疫苗安全监测等，以提高疫苗接种的覆盖率和效果。

（3）信息技术与数据分析：利用信息技术和数据分析方法，对公共卫生数据进行收集、整理和分析，以便进行疫情监测、预测和预警。

（4）卫生检疫设备：包括各种检测设备和技术，用于检测入境人员、货物和动植物等的健康状况和传染病风险，以防止疫情跨境传播。

（5）传染病控制策略：包括流行病学调查、隔离措施、个人防护用品、卫生宣传等策略和方法，用于预防和控制传染病的传播。

公共卫生风险是现代社会普遍存在的客观现象。如果这些风险失去有效的管控，那么可能会迅速演变为突发公共卫生事件，对正常社会秩序造成影响，甚至导致局部地区的混乱。因此，为了实现对公共卫生风险的高质量管控，我们需要从现代化治理的角度来探索解决方案。

在我国，国家和地方政府可以协调和调配各种资源，以高效协同的方式应对公共卫生风险；医学专业力量庞大且高效，具备系统化的建制、全面的门类，致力于履行使命；人民群众是公共卫生风险管控中重要的力量，能够服从指挥、全力配合；智库专家队伍在公共卫生领域拥有精湛的业务水平和高超的专业知识，并以忠诚、尽责的态度为防控工作提供重要支持。此外，我们的指挥决策、后勤保障、战略支援等方面的力量也备受世界瞩目。

二、公共卫生管理中常用的资料收集方法与机制创新

（一）资料收集方法

常用的资料收集方法有文献法、观察法、访问法，可以根据研究的目的和研究对象的特点加以选择，但在实际工作中各种方法往往交叉或结合使用。

1.文献法

文献法是最基础、用途最广泛的资料收集方法。通常我们可以将文献分为未公开发表和公开发表两大类进行检索。未公开发表的文献主要有个人写的日记、文稿、笔记等，以及各单位内部文件、规章制度、统计报表、总结报告等。公开发表的文献包括各种类型的正式出版物和在互联网上发表的文献，它们是文献的主体，数量巨大。为准确、全面地收集资料，可以采用按时间顺序或倒查的普查方法，也可以针对该学科发展较快、文献发表较多的发展特点，采取抽查的方法，还可以利用作者在文献末尾所附的参考文献目录进行追溯查找。

在收集文献资料的过程中，要注意以下事项：应紧密围绕研究课题；在内容上应尽可能丰富；尽可能收集原始文献资料；注重对收集文献资料的鉴别与筛选；收集文献的态度要严肃，既不能断章取义，也不能肆意剽窃。

2.观察法

在卫生管理研究中，观察法可以为研究者提供详细的第一手资料，可以对卫生管理领域的问题及现象有直接的感性认识。利用观察法还可以收集到其他方法很难获取的信息，特别是当研究者与被研究者无法进行语言交流或处于不同文化背景的情况下，常采用观察法。科学的观察必须符合以下要求：有明确的研究目的或假设；预先有一定的理论准备和比较系统的观察方法；由经过一定专业训练的观察者用自己的感官及辅助工具进行观察，有针对性地了解正在发生、发展和变化的现象；有系统的观察记录；观察者对所观察的事实要有实质性、规律性的解释。

3.访问法

访问法是通过询问的方式向访问对象了解情况，是一种广泛应用于卫生管理研究的资料收集的方法。根据不同的划分标准，访问法可分为不同的类型。

（1）根据访问过程的控制程度分类，可分为结构式访问、非结构式访问和半结构式访问。结构式访问是指访问员事先按照统一设计、有一定结构的问卷或调查表进行的访问；非结构性访问是指没有事先统一的调查问卷或调查表，也不规定标准的访谈程序，而是由访问者与访问对象就一些问题自由交谈的一种访问方法；半结构式访问是介于结构式访问和非结构式访问之间的一种访问方法，其特点是有调查问卷或调查表，具有结构式访问的演进和标准化题目，又给访问者留有较大的表达自己的观点和意见的空间。

（2）根据访问对象的构成分类，可分为个体访问和集体访问。个体访问是指由访问者对受访者逐一进行的单独访问。集体访问，也称调查会、座谈会，是指由一名或数名访问人员邀请多人同时作为访问对象，通过集体座谈方式进行的访谈。常见的集体访问包括专家会议法、德尔菲法、头脑风暴法等。

①专家会议法：是专家们运用自己的知识和经验，对调研主题进行分析和综合，从中找出规律并做出判断，然后对意见进行整理、归纳并得出结论的方法。相比于个人判断，专家会议法具有以下优点：首先，专家会议能够提供更大量的信息，因为每个专家都能贡献自己的专业知识和经验，从多个角度对问题进行思考；其次，专家会议考虑的因素较多，因为每个专家都能提出不同的观点和考虑因素，这有助于综合各种因素进行综合分析；最后，专家会议能够提供更具体的解决方案，因为专家们可以在讨论过程中深入探讨各种可能的选择，并提出具体的建议。

然而，专家会议法也存在一些缺点：第一，专家代表的意见可能受到心理因素的影响。有时专家可能会过分倚重权威或大多数人的意见，而忽视了少数人的正确观点。第二，一些专家可能会不愿意公开修正已经发表的意见，而这可能导致错误的结论。第三，专家会议需要时间和资源，而且组织和管理会议也可能面临一些挑战。

②德尔菲法：是专家会议法的一种演变形式，最早由美国兰德公司于1964年首次用于技术预测。该方法通过匿名方式进行几轮咨询，征求专家们的意见，并将这些意见进行综合、整理和归纳，然后反馈给专家们进行分析和判断，进而提出新的论证。通过多轮反馈和讨论，德尔菲法的结果逐渐趋于一致。

使用德尔菲法的前提是成立一个领导小组，该小组负责确定讨论的主题，编制讨论主题的清单，选择合适的专家，并对讨论结果进行分析和处理。专家的数量通常为10~50人。如果人数太少，就可能限制了学科代表性，缺乏权威性，从而影响预测的准确性；而如果人数太多，就会难以组织和处理结果，特别是在处理一些重大问题时，专家的人数可能会增加到100人以上。

③头脑风暴法：是由美国创造学家亚历克斯·奥斯本于1939年首次提出、1953年正式发表的一种激发创造性思维的方法。它可以分为直接头脑风暴法和质疑头脑风暴法。直接头脑风暴法旨在在专家群体决策中激发创造性思维，产生尽可能多的设想；质疑头脑风暴法则是对这些设想和方案逐一进行质疑，分析其现实可行性。

头脑风暴法的参与人数一般为5~10。其中包括1名主持人，他负责主持会议，而不对设想进行评论。会议的主题需要明确，并提前通知与会人员，以便他们做好准备。会议上通常会有1~2名记录员，他们负责认真记录与会者提出的每一个设想。

在群体决策中，由于群体成员之间的相互作用和相互影响，往往会出现群体思维的情况。群体思维会削弱群体的批判精神和创造力，从而损害决策的质量，而头脑风暴法恰恰避免了这一点。它遵循的原则包括禁止批判和评论，鼓励设想的数量越多越好，鼓励巧妙地利用和改善他人的设想，保持与会人员的平等地位，提倡独立思考和自由发言,以及强调小组利益而不是个人成绩。这样的原则可以确保个人的新观点不受多数人意见的阻碍,激发个人追求更多更好主意的动力。

(二) 公共卫生管理的机制创新

1.联防联控的综合协同机制

确保政府各部门、社会团体、高校科研机构和相关专业团队之间的紧密合作。这个机制应该包括政府的指挥决策体系和决策参谋体系,将各相关部门的领导和专家智库纳入其中,以实现对公共卫生风险的全方位掌控。同时,保持社会渠道的畅通也非常重要,利用社会力量传播准确的疫情信息,并组织动员社会力量采取科学的防控措施,自觉维护社会的安定和团结。

2.平战结合的常抓不懈机制

政府应将公共卫生议题纳入议事日程中,并定期进行对风险的评估和对策的研究。政府的决策指挥和专业参谋团队应参与讨论并提出意见和建议。政府的决策指挥、专家参谋、专业处置、后勤保障和战略支撑系统应保持24小时待命状态,随时准备转入战时状态。专业处置力量和后勤保障体系应具备全天候快速反应的机动性,并且其信息化水平必须较为先进。

3.实时动态的精准施策机制

利用信息化等技术手段,准确评估公共卫生风险并实时展示其动态变化。根据评估结果采取精准的处置措施,并实时评估其效果,及时调整防控策略。同时,加强对未知和不确定性风险的研究,参考以往经验,制订实验性的对策方案,以备不时之需。通过这样的机制,我们可以提高防控的准确性和针对性,从而更好地应对公共卫生风险。

4.群防群控的社会动员机制

在精确防控公共卫生风险的过程中,需要科学、有序地动员社会力量参与。其中一个重要方面是进行信息公开工作,向公众传达相关风险信息,并根据他们的风险程度和健康状况进行有针对性的健康教育,引导他们采取积极的个性化健康防护措施。公众遵循健康防护建议是风险防控最大的支持。

5.抓早抓小的激励约束机制

为了事先预防风险并采取适当措施,防微杜渐是最佳方法。为了将风险控制在较低水平,需要及时发现风险的先兆并迅速处理潜在的风险隐患,力争将疫情规模限制在市县范围内,以减少对社会的影响。为此,应建立完善的风险防控网络体系,在基层一线夯实防控力量。

6.开放创新的能力提升机制

加强政府决策层对公共卫生问题的敏感性和决断力，使其能够及时做出科学有效的决策。首先，公共卫生专家团队需要具备全局观和综合性，能够深入了解各种公共卫生问题的相互关联和复杂性。其次，应加快新技术和新装备在公共卫生领域的应用和测试。尤其是信息技术和生物医学技术方面的创新成果，符合安全条件的应及时纳入使用，并不断提升公共卫生服务的科技含量。新技术的应用能够赋予公共卫生领域更强的攻防能力。为了提高公共卫生专业技术的社会影响力和活跃度，应以开放的态度推动其发展。最后，要不断提升公共卫生专业技术人员的综合素质，吸引更多具备多领域背景的人才。公共卫生专业技术人员应获得更多成就感和社会认可，包括合理的收入，以激发他们的积极性。

7.高效有序的信息传导机制

在公共卫生领域，确保各级政府、不同部门、专业团队以及其他相关机构之间的信息互联互通和高效运转至关重要。为此，需要建立安全畅通的信息通道，以确保指挥决策的信息能够准确、快速地传达到指定区域和人员。同时，处置现场的数据和信息资料也需要能够快速、准确地传送到指挥决策中心。此外，为了有效防控疫情，各种必要的信息资料应随时可获取。对于下达的指令，必须确保其被认真执行，并能够实时监控执行效果和及时回传相关信息。在信息传递方面，传统的通道需要具备较高的安全性和稳定性，以防止信息被窃听、篡改，以及数据丢失和延迟的情况发生。

第二节　公共卫生规划管理概述

改革开放以来，得益于经济的迅速增长，我国整体的医疗卫生服务能力大幅度提升，让越来越多的人享受到了更高水平的医疗卫生服务。但不可否认的是，受多方面复杂因素的影响，医疗卫生体系布局不合理、不均衡的问题还相当突出。例如，与经济的快速增长和人民群众日益增长的医疗卫生服务需求相比，我国的卫生资源总量还不足；在层级布局方面，基层体系总体还比较薄弱，一些大医院则扩张过快；在区域布局方面，医疗卫生服务资源过分向大城市、东部发达地区集中，中西部地区、农村乃至部分中小城市则明显不足；卫生资源过度集中于医疗领域，公共卫生以及康复、护理等服务能力还有比较大的欠缺；一些医疗卫生机构定位不清，不同机构之间尚未实现有效的分工协作。

第一章　公共卫生规划管理

一、公共卫生规划的含义

规划是指在特定领域内综合考虑多个要素和各方意见，制定全面、长期的发展愿景和计划。卫生规划则是指制定卫生组织或系统进行某项卫生活动的目标和整体战略，设计全面的分层计划体系。它既包括具体的卫生目标，也包括实现这些目标的方法。卫生规划是对长期卫生发展战略方向、远期目标、主要步骤和重要措施的设想蓝图。

公共卫生管理规划是在考虑经济发展、人口结构、地理环境、卫生状况、人群需求等多个因素的基础上，确定特定区域卫生发展的方向、模式和目标，并合理配置和发展卫生资源，以及布局不同层次、功能和规模的卫生机构，以实现卫生供给与需求的平衡，推动区域整体的卫生发展。公共卫生管理规划是政府进行卫生事业发展宏观调控的主要手段，旨在满足该区域内所有居民的基本卫生服务需求。

理解卫生规划的含义，要把握以下五个方面。

（一）战略性

卫生规划相对来说时间较长，所要解决的问题是卫生系统的发展方向、目标、方针和政策的一种总体设想，因此，卫生规划具有战略性和全局性的特点。通过卫生规划，卫生事业管理者可以更好地展望未来、预见变化，从而制定适当的对策，以减少外界环境变化对卫生事业发展的冲击。

（二）协调性

协调性包括两个层次的含义：一是指卫生规划的制定和实现是政府宏观调控的一个重要手段，需要社会多部门的协作；二是指卫生事业发展的目标必须与当地社会经济发展相适应，即各地的卫生规划必须符合本地区社会经济发展水平、卫生状况以及居民卫生服务需求的实际情况。因此，卫生行政部门在制定卫生规划时必须以国家和地方的社会经济发展规划和卫生政策为依据，结合当地实际情况来规划卫生事业发展。

（三）可持续性

可持续发展是人类对社会和经济发展的现代要求。在制定卫生规划时，可持续发展观念尤为重要。卫生规划应考虑当前和未来的卫生需求，不仅要解决当前的卫生问题，还要预防卫生问题的再次出现。因此，卫生规划的制定和实施应建立在可持续发展的运行机制上，以确保卫生事业能够持续、良性地发展。这意味着在卫生规划中要平衡卫生需求和资源分配，注重长期影响和卫生风险的预防，以及促进卫生服务的可及性、可负担性和质量的提升。通过这样的方式来实现卫生系统的可持续发展，可为人们提供持久、可靠的卫生保障。

（四）策略性

卫生事业的根本目的是增进人们的健康。任何国家或地区的卫生资源总是有限的，因此，通过卫生规划可以减少重复性和浪费性的卫生活动，使得卫生资源的利用更为合理和有效，从而减少浪费和冗余。

（五）系统观

卫生规划的制定需要体现系统的整体性、相关性、层次性和动态性。首先，卫生系统是社会系统的一个组成部分，与整个社会系统密不可分，而且与卫生系统内部的预防、医疗、保健、康复、健康教育等要素也是不可分割的，否则将导致其不完整。其次，预防、医疗、保健、康复、健康教育等卫生子系统并不是简单的累加，而是相互联系、相互制约的有机结合，并形成特有的效能，因此，它们的功能远远超过各自为政、独立工作的功能。因此，在制定卫生规划时，首先，要围绕社会发展总目标和当前卫生事业的发展目标，体现卫生系统的整体性，包括预防、医疗、保健、康复、健康教育等各要素的综合性；其次，各要素之间要结构合理，充分发挥系统各要素的功能，提高整体系统的效能。

卫生规划作为一种中长期计划，在不同的应用领域有不同的表现形式，可以是较大范围内整个社会卫生事业的发展规划，也可以是某个具体区域层面的区域卫生规划，还可以是具体到某个机构或组织的卫生发展规划。具体可以分为卫生事业发展规划、区域卫生规划、疾病预防控制体系建设规划、妇幼保健事业发展规划、医疗机构设置规划、医院发展规划等。

二、公共卫生规划面临的挑战

如果新医改方案提出的一系列卫生政策在区域卫生规划的框架下能够成功实施和落实，那么必将推动我国医药卫生体制改革的进程，并在一定程度上缓解"看病难、看病贵"的问题。然而，这些政策在实施和执行过程中也面临一些问题和障碍。

（一）资源配置问题

在医院收入尚未保障的情况下，确保区域内医疗卫生资源的充分利用和优化配置可能会面临困难。如何平衡医院的经济利益和卫生资源的合理配置是一个需要重视的问题。

(二) 注册医师多点执业问题

如何促进注册医师的合理流动，鼓励城市大中型医院的医师到基层医疗机构服务，提升基层医疗机构的专业技术水平，是需要面临的挑战。此外，医师多点执业涉及多个方面的问题，如执业范围、职称资格、责任分担等，需要明确和规范。

(三) 公立医院与民营医院多元化办医格局问题

在多元化办医格局下，如何保证医疗服务市场的公益性，以及民营医院的公益性，是需要思考的问题。公立医院占绝大多数，可能难以较好地确保医疗服务的公益性，因此，需要找到一个平衡点。

(四) 卫生主管部门的制约手段问题

卫生主管部门目前缺乏科学、有效的制约手段，容易被利益集团以各种理由和借口绕过各种规章制度。在市场环境不断变化的情况下，确保政策的有效执行具有一定挑战性。建立更加明确、具有可操作性的制约手段是需要进一步考虑的问题。

三、进一步实施公共卫生规划的建议

(一) 提高认识，理顺体制，实施属地管理

加强对区域卫生规划的宣传和教育，增强各级政府部门和社会各界的认识，打破陈旧的观念和地方保护主义的束缚。同时，改变卫生机构的等级观念，将区域卫生规划的落脚点真正放在保障人民群众的健康上。

(二) 制定政策，明确职责，强化规范运行

制定、建立和完善与区域卫生规划相关的政策、措施和手段，明确各级政府部门的职责和责任。需要适当调整主体政策与相关政策、共性政策与个性政策、全局政策与局部政策、近期规划与远期规划之间的关系，确保政策的一致性和有效性。

(三) 政府主导，合理补偿，优化资源配置

加强对区域卫生规划的监督和评价，建立健全相关的监管机制和评估体系。要求政府主导实施区域卫生规划，同时合理补偿医疗机构，优化卫生资源的配置，确

保可持续发展和公平性。

（四）以人为本，统筹城乡，保证持续发展

将人的健康放在首要位置，统筹城乡卫生资源的配置，满足人民群众的健康需求。要将区域卫生规划纳入国民经济和社会发展规划中，以人的健康为中心，合理、公平、高效地配置卫生资源。

（五）强化调控，加强合作，进行科学评价

在市场经济条件下实施区域卫生规划，政府需要加强宏观调控，确保有效地配置资源。同时，要加强与各方的合作，共同推动区域卫生规划的实施，形成合力。

四、区域卫生规划的实施原则

（一）实事求是

从实际情况出发，与国民经济和社会发展水平相适应，确保规划的可行性和有效性。

（二）合理配置

在规划过程中，要合理配置卫生资源，包括人力、设备、资金等，以满足城乡居民多层次的卫生服务需求。

（三）政府与市场调节相结合

在卫生服务领域，政府与市场相结合的原则得以应用、改革和创新。这包括打破行政隶属关系、所有制形式和管理类别的界限，对区域内的所有卫生资源实行全行业管理，促进卫生服务体系的协调运作。

（四）突发公共卫生事件应急响应

建立健全的公共卫生服务体系和医疗救治体系，有效预防、及时控制和消除突发公共卫生事件的危害，保障公众的身体健康和生命安全，同时维护社会秩序的正常运行。

第三节 制定公共卫生规划的原则和依据

一、制定公共卫生规划的指导思想

指导思想是指一项活动中的在人脑中占有压倒性优势的想法,是工作的行动指南。所有具体工作都是以指导思想为依据开展的,可见指导思想的重要性。制定卫生规划的指导思想要体现以下几个方面:

(一)以大卫生观为指导

大卫生观是指把卫生放在经济和社会发展的大背景下加以审视,站在全社会系统的高度来认识和研究人民群众的卫生和健康问题。健康是经济社会发展的目标,卫生事业是全社会共同的事业,用这种观念和认识开展卫生规划工作,是卫生规划工作的进步,更是社会的进步。

(二)以主要卫生问题和人民健康需求为基础

随着社会经济的发展,我国影响人群健康的主要卫生问题已经发生变化。传染性疾病发病率显著下降,慢性非传染性疾病成为影响人群健康的主要疾病类型。生活水平的提高导致慢性非传染性疾病增加,而人民群众对高质量医疗服务的需求迅猛增长,这种健康需求的增长速度快于经济发展的发展速度。因此,人民群众对卫生服务的需要成为制定卫生规划的重要基础和依据。

(三)以社会经济发展和自然地理环境为条件

制定卫生规划要以当地的自然环境和政治经济环境为背景,不同的背景条件会对卫生规划的制定产生很大影响。卫生规划要与自然环境相适应,做到因地制宜,充分适应当地的环境,巧妙利用现有的条件。

(四)以提高人民群众健康水平为根本目标

任何卫生规划都要以提高人民群众的健康水平为根本目标,这是我国卫生事业发展的根本目标和出发点。

二、制定公共卫生规划的依据

在制定卫生规划的过程中要遵循的依据可以概括为以下六个方面:

（一）国际卫生发展的最新理论与相关政策

例如，世界卫生组织（WHO）制定的全球卫生发展目标和评价指标、其他国家的卫生规划相关政策等。

（二）国内宏观发展政策和规划

例如，国家的"十五五"发展规划，与卫生相关行业的发展规划等。

（三）国内卫生发展政策和规划

例如，国家的卫生事业发展规划，国家医疗改革方案及相关配套文件等。

（四）其他相关政策

例如，国家信息化发展战略、卫生信息发展战略等。

（五）社会经济发展相关统计资料

例如，地区行政区划、自然资源、国民经济水平、人口、就业、固定资产投资、财政、价格指数、环境保护、教育、科技、文化、体育、社会保障等方面的内容，其中选择与卫生相关性较强的资料。

（六）人口健康状况相关统计资料

例如，人群的性别、年龄、疾病的发病率、病死率、死亡率等疾病评价资料，婴儿死亡率、孕产妇死亡率、平均期望寿命等健康评价资料。

三、公共卫生规划管理的原则

（一）科学性

在强化区域卫生规划时，首要考虑的是确保科学性。科学性意味着要基于科学数据和分析进行规划，考虑到人口规模、人口结构、人口分布、疾病模式和需求特点等因素。目标是使每个人都能享受到尽可能便捷的卫生服务，并提升卫生投入所带来的整体效益。在制定规划时，需要合理确定各级各类医疗卫生服务机构的位置、数量和规模等问题。在具体规划制定方面，必须严格遵循医疗卫生事业内在规律，认真借鉴国际经验。比如，整体服务能力一定要与经济发展水平相适应，可以适度超前，但绝非越多越强越好；各级各类医疗卫生机构也需要根据服务范围及管

第一章 公共卫生规划管理

理规律，确定合理的规模，并非越大越好。

（二）灵活性

为了完善区域卫生规划，必须建立灵活的调整机制。在我国，快速的城市化进程导致了大规模的人口流动，区域卫生规划必须充分考虑这一特点，并根据实际情况及时进行布局和结构的调整。同时，我国正经历着快速的老龄化进程，这导致了疾病模式和服务需求的巨大变化。在制定区域卫生规划时，必须充分考虑这一特点，更加注重基层疾病预防和健康促进，加强康复和护理等服务，并完善服务模式。

（三）严肃性

在区域卫生规划中，严肃性是一个重要的方面。无论是公共卫生服务机构、医疗服务机构还是康复护理机构，无论是公立机构还是由社会力量举办的机构，都应该被纳入统一的区域卫生规划体系。在规划的各个环节中，包括举办地点、规模设置、设备配置和人员配备等，都必须遵守规划要求。当需要进行重大调整时，都应该经过系统、科学的评估和审核。这种做法是世界各国特别是发达市场经济国家普遍采用的做法。

从我国现实的情况来看，搞好公共卫生管理规划，还需要同步推进相关领域的配套改革与基础能力建设。比如，要尽快打破对医疗卫生机构条块分割的行政管理体制，真正以区域为基础制定和落实规划，不断增强管理能力；要进一步理顺中央与地方在规划制定、投入以及监督管理方面的责任关系；要进一步明确各级各类医疗卫生机构的定位，通过综合改革，强化不同类型机构之间的分工协作。此外，要充分利用现代信息技术手段，加强对规划执行状况的监管，推进公开透明。针对需求变化，及时调整完善规划。

四、公共卫生规划的任务

公共卫生规划的任务有三个方面。第一，公共卫生规划是一张未来发展蓝图，也是一套可行性方案。通过公共卫生规划，可以让公共卫生管理者和公众明白在未来一段时期内卫生工作将要达到的目标和愿景。所以，公共卫生规划应先对未来即将达到的目标给予形象的描述。第二，公共卫生规划对实现蓝图所需要的方法、途径、资源、时间进度、涉及人员等问题予以回答，使目标的达成得以具体化和明确化。第三，公共卫生规划工作通过统筹规划和配置卫生资源，使卫生资源的供给能力与居民的卫生服务需求相适应，使供需之间处于平衡状态，资源得到有效利用。

五、公共卫生规划的意义

卫生事业科学发展的实现离不开公共卫生规划。公共卫生规划的合理性就是要通过卫生资源的科学配置，使之与经济社会发展水平、人民群众的健康需求相匹配，使规模和结构相互衔接，最大限度地提高资源利用效率，实现科学发展的目标，从而推动卫生事业全面发展。

通过区域卫生规划的实施，可以有效缓解"看病难、看病贵"的问题。规划涉及卫生机构、床位、设备、人员、经费等卫生资源的合理配置。有效的规划可以在卫生服务体系和体制机制改革中发挥重要作用，对缓解"看病难、看病贵"问题起到事半功倍的效果。

第四节 制定公共卫生规划的程序

一、前期准备工作

（一）认识准备

相关人员尤其是领导层对卫生规划工作重要性的认识程度直接关系到规划编制和实施的质量。因此，首先应该提升卫生管理领导层的思想认识。为什么要做卫生规划，卫生规划对卫生工作有什么样的影响，不做卫生规划而盲目开展卫生工作会带来什么后果，对这些问题的回答可以使决策者清醒而迅速地认识到卫生规划的重要性，从而减少开展卫生规划研究的阻力，甚至能增加开展卫生规划的动力。在思想上对卫生规划有了统一的认识，就可以保证规划的权威性、规划研究相关资料的获取、工作经费的落实，以及提高参加人员的积极性。总之，对领导层在思想认识层面的开发和提升是后续工作开展顺畅的重要保证。

（二）人员准备

卫生规划的编制组织是实现卫生规划目标的关键环节。根据卫生规划的特点，卫生规划编制组织应分为两个层次。

1.卫生规划的领导小组

该小组由区域内政府的主要领导以及发展和改革委员会、卫生健康委员会（简称"卫健委"）、财政部等相关部门的领导和决策人员组成。领导小组的目的是确保卫生规划与国民经济和社会发展规划相衔接。他们在决策和领导层面上推动卫生规划的制定和执行。

2.卫生规划编制的工作班子

该班子负责具体的卫生规划编制工作。工作班子的人员配备和素质对规划的质量和效率有很大影响。工作班子应由多层次、多学科、多方面的人才组成，包括咨询、调研和信息资料处理等方面的人员。他们的专业知识和能力在规划编制的过程中起到关键作用。

（三）相关资料准备

各种必需的信息资料是制定卫生规划的基础，也是评价卫生规划实施效果的衡量标准。收集的信息资料必须正确、及时、完整和全面。

1.资料收集途径与方法

（1）常规统计系统：在常规统计系统中能够收集到的数据均应从这些系统中获得。常规统计系统可以提供大量的信息资料，包括各种年鉴、统计年鉴、行业内的常规报表等。

（2）专题调查：对居民卫生服务需求、病种分类、疾病经济负担、卫生资源等这些在常规统计系统中无法得到的数据进行专题调查。使用设计的调查问卷在人群中按随机原则抽取样本进行抽样调查，对收集的问卷资料进行定量化的统计分析。

（3）查阅已有的研究成果：在进行数据分析、推论时，所使用的技术参数或参考标准等可以通过查阅已有的研究成果获得。在众多查阅到的已有研究成果中，要注意已有研究成果的科学性和与本研究的相关性，在进行筛选的过程中应尽量选择得到公认并在实践中得到证实和应用的成果数据或标准。

（4）资料收集方法：收集方法有小组讨论、深入访谈法、观察法等。如不同性别、年龄人群对卫生服务的需求和满意度调查等，在进行问卷调查收集定量资料的同时，还可以通过深入访谈法收集定性资料，了解调查人群在调查问卷中涉及问题之外的内容。定性调查是对定量调查的有益补充，通过它可以获取直观的感性认识。

2.资料收集内容

收集的资料包括地区的自然和地理概况、社会经济概况、人口及健康状况、卫生资源概况、卫生服务利用状况、卫生需求状况等。

3.需要注意的问题

在数据和信息资料的收集过程中一定要使信息收集人员对信息来源、数据计算方法、数据合理范围等有充分的认识，收集工作开始前做好相关的准备工作。在收集过程中要对所收集到的信息资料进行审核，确定真实、准确、口径无误后，再进行后期的统计处理。

二、形势分析

形势分析是对卫生事业发展面临的宏观背景和社会特征做出判断。形势分析主要依靠信息的支持。卫生事业发展现状及其影响因素的信息内容主要包括社会经济发展水平、自然生态环境、人口增长和年龄结构变化，居民健康模式转变和卫生服务需求，卫生资源配置和利用效率等多方面。

形势分析要从卫生服务供需双方入手，不仅要对卫生服务供方，包括医疗、预防、保健、康复等服务范围、水平、费用和利用效率进行分析，而且要对社会经济发展、卫生服务和其他有关因素导致居民健康、疾病模式的变化进行详尽分析。通过健康需求和服务供给之间以及与其他地区之间的比较，找出存在的问题和差距。

三、问题诊断

通过形势分析，发现存在的问题，按照问题的严重性决定卫生规划要解决的主要问题。确定主要卫生问题应注意两个方面。

一方面，要认识到居民主要健康问题的现实严重性和可能危险性。世界卫生组织曾向全球发布健康公式，在所有影响健康的因素当中，生活方式是最有影响力，也最可被控制的因素。健康管理并不是只有患病人群才需要进行健康管理，那些糖尿病、高血压等慢性病患者同样需要，也包括一些亚健康群体。很多职场的中青年白领，长期处于紧张焦虑的状态中，心理压力和过度疲劳长期积压，很容易导致心理障碍，还会增加患有心脑血管等方面的健康风险。

另一方面，要对卫生资源的配置和利用情况加以评估，分析卫生资源配置与存在的卫生问题之间的关系，从而探讨优化卫生资源配置的途径和方法，以改善和提高卫生服务能力。卫生资源配置问题主要表现在以下四个方面：一是卫生资源配置的总量、结构、分布等是否与卫生服务的需要相适应；二是卫生资源总量是否足够解决已有的健康问题；三是卫生资源是否存在过剩或短缺；四是能否找到目前卫生资源存在问题的关键点。

四、确定发展目标

目标是一种成果，是经过努力所希望达到的水平。确定目标就确定了努力的方向。

确定卫生规划的目标,就是在对自然生态环境、社会经济发展所面临的主要卫生问题等分析的基础上,按照既符合国家卫生工作方针和卫生事业发展总目标,又适应当地国民经济和社会发展的总体规划及居民对卫生服务需求的原则,正确处理历史与未来、内涵与外延、局部与整体、有利条件与制约因素、必要性与可能性、科学性与可行性的关系,因地制宜,量力而行。

(一)确定目标的原则

1.5W2H原则

如何判断目标的好坏可以用5W2H原则,可以看目标是否能回答以下几个问题。

目的(why)——为什么要做?

内容(what)——要做什么?

人员(who)——谁来做?

地点(where)——在什么地方做?

时间(when)——什么时候完成?

方式(how)——怎样做?

经费预算(how much)——消耗多少资源?

2.设定分目标

卫生规划的目标包括总目标和重点目标。这些目标还需进一步分解成具体的分目标,进而设定具体的指标。这种目标的层层分解,有利于使各层管理者明确自己的任务目标。目标的指标化可以提高可操作性,避免出现定性化目标的现象。在确定目标和具体指标上,常常采用问题排列法或德尔菲法。

(二)确定目标的要求

最终确定的目标要满足以下要求。

1.可量化

确定目标应尽可能量化,用标准术语表达,使之便于进行效果间的横向和纵向比较。

2.可行性

目标是在未来一定时期内应达到的标准,因此应具有一定的挑战性和超前性。在明确卫生改革与发展的总体方向和目标的同时,还要考虑目标是否能在规划期内实现,如果根本没有实现的可能性,就不符合实际。

3.先进性

目标应充分体现国际和国家卫生发展的大方向和政策导向。

4.全面性

目标的确定要覆盖主要的卫生问题。要分别确定居民健康水平目标和卫生资源合理配置目标。

五、拟定策略和措施

（一）分析目标与现况差距

通过两次资料分析或现况调查对各指标的现况进行全面了解，进而运用差距分析法分析目标指标值与现状之间的差距，是确立卫生规划实施战略的基础和前提。

（二）确立卫生规划重点

在制定卫生规划的过程中，可以根据卫生事业发展目标之间的逻辑关系，以及目标的重要程度、现实问题的严重程度和目标之间的差距，综合评估目标的优先顺序，确定卫生规划的战略重点。比如，在制定针对主要健康问题的战略时要看是否能有效影响目标人群，是否能够降低当前的疾病负担，是否具有更高的成本效益，是否在实施过程中具有更高的成功可能性，是否能够使大部分人口受益，等等。

（三）制定卫生规划战略

确定战略的关键是设计标准明确和可行的策略。具体而言，应当包括以下几个方面的特点。

（1）对战略重点的影响因素、根源和作用机制有深刻的理解。

（2）对实现战略目标的主要障碍和约束条件非常清晰。

（3）具有严密的政策逻辑执行程序，以及监控、评价和反馈机制。

一份卫生规划方案框架应包括：自然环境和社会经济概况；卫生事业发展概况；卫生规划的指导思想与基本原则；存在的主要卫生问题；卫生规划发展目标；卫生规划策略与措施；卫生规划时间进度与消耗资源预算；卫生规划的监督与评价机制。

（四）论证卫生规划

卫生规划作为政府行为，在发布实施前需要组织相关人员对其科学性、可行性、规范性进行充分论证。如果尚有不完善之处，还需要根据提出的论证意见对规划方案进行修改和完善。经可行性论证确认后，卫生规划正式报政府或人大常委会进行审核，批准后颁布实施。

（五）实施卫生规划

一是要广泛宣传卫生规划的思想，特别是对各级领导和各个管理部门。通过多种形式的宣传，解放思想，更新观念，排除阻力，达成共识。二是要形成良好的协作参与机制。卫生规划是一项协作性要求很高的战略。例如，环境卫生，水、粪便及垃圾的管理需要环卫、环保部门参与；精神病、伤残人的保健服务需要民政部门的协作；健康教育需要文化、教育等部门的配合。

在实施过程中，必须明确各部门的任务和职责，并加强考核。同时，卫生规划的科学性、可行性与适宜性只有在实施中才能得以检验，根据检验结果不断修正、补充和完善卫生规划。

六、监督

在卫生规划实施的过程中，卫生行政部门要组织专家对规划的实施进行监督和检查。制定监督和检查的内容、方法、时间和责任人。卫生规划作为经政府或人民代表大会审议通过的有约束力的法规，应规定规划的法律效力和违反规划的处罚办法。据此对规划实施的进度、目标与指标的完成状况、对策与措施的落实程度等进行监督和检查，对未达到规划规定要求或违反规定的部门采取必要的处罚措施。

（一）形势分析

"十四五"规划中包括了医疗卫生服务体系面临经济社会、政府投入、人口总量及结构、医保、重大突发性公共卫生事件等发生的变化。卫生健康规划的形势分析应在此基础上，分析这些变化对居民需求带来的影响，同时要注意这种外部形势也会给服务体系外部治理方式、资源调整等带来相应的影响。

（二）主要问题

根据规划形势分析，明确出医疗卫生服务体系规划需核心解决的问题。这些问题是从居民需求的角度来分析医疗服务体系，基于居民需求与卫生服务体系对比分析总结出的存在问题。比如，资源总量是否够用，居民主要健康问题的专科资源数量是否得到满足，还有诸如体系的效率和资源质量等方面的问题。

（三）发展思路

在确定县域卫生事业的发展思路和战略定位后，分析医疗卫生服务体系的现状和医疗服务体系所面临的主要问题及问题的严重性。在此基础上，明确出未来资源发展的方向，是偏向总量方面还是结构、资源配置方面，是追求更为公平还是更加侧重效率。每一个规划都应有明确的中心目标和分解的目标体系。医院医疗服务规划的目标是更好地恢复病人健康。疾病预防控制服务规划的中心目标是预防和控制疾病。长期以来，目标设定要遵循自上而下的原则。一个好的目标应至少包含以下几个方面：要做什么（what）？谁来做（who）？在什么地方做（where）？什么时候完成（when）？做到什么程度（how many，how much）？

（四）重大项目

在规划发展思路的基础上，明确实现规划目标的重大项目及实现路径。重大项目的设计与规划目标紧密相连，同时要体现出规划的发展思路。比如，为了提高县域居民健康水平，可以从以下几个方面确定项目。

（1）公共卫生服务提升项目。

（2）重大突发公共卫生事件下卫生体系应急能力建设项目。

（3）重点人群的健康提升重大项目。

（4）医疗服务能力救治能力提升项目。

（5）基层卫生人力资源能力提升项目。

（6）加大信息化建设项目。

（五）实施评价

规划的实施评价是最后流程，就是通过规划评价促进规划更好地实施，从而为下一期规划的制定奠定基础。规划的实施评价是下一阶段规划制定的前提和基础。

第二章 公共卫生管理体制与运行机制

公共卫生管理体制是公共卫生事业的核心，对公共卫生工作的绩效产生直接影响。了解我国现行公共卫生管理体制及其变革对于公共卫生管理工作者来说至关重要，因为这样可以有针对性地开展管理工作，以实现更好的公共卫生管理成果。

公共卫生管理体制包括公共卫生事业组织的结构和职责分工等方面。通过了解公共卫生管理体制，管理工作者可以清楚地了解公共卫生事业的组织架构、各级卫生机构的职责和权限，并明确各个层级之间的关系和协作方式。这样，管理工作者可以更好地理解公共卫生事业的运行机制，以便合理安排资源和人力，提高工作效率和工作质量。

随着社会发展和卫生需求的变化，公共卫生管理体制也需要不断调整和改革。通过了解变革的方向和目标，管理工作者可以及时跟进和适应调整，引导卫生机构和团队朝着更加有效和创新的方向发展。这也有助于管理工作者抓住变革机遇，推动卫生事业健康发展。

因此，作为基层公共卫生管理工作者，了解我国现行公共卫生管理体制及其变革有助于有效管理卫生工作。这将为管理工作者提供必要的指导和方向，使其能够有针对性地制定管理策略，推动公共卫生事业高效运行和持续改进。

第一节 公共卫生管理体制概述

一、公共卫生管理体制的含义

公共卫生管理体制指的是一个国家或地区在公共卫生领域中的组织结构和管理机制。它涉及卫生部门、政府机构、医疗机构、专业团体以及相关利益者之间的关系和职责划分。

公共卫生管理体制的含义可以从以下几个方面来理解。

（1）组织结构：公共卫生管理体制涉及卫生部门、政府机构、医疗机构等各个组织之间的关系和层级结构。它确定了卫生管理的决策层级、指挥体系和责任划分，确保了卫生工作的有序进行。

（2）管理机制：公共卫生管理体制包括制定和实施卫生政策、规划和监管卫生服务、资源配置和协调等一系列管理机制。这些机制涉及卫生资源的分配、人员培训、质量控制、监测评估等方面，旨在提高卫生服务的效率、质量和公平性。

（3）合作与协调：公共卫生管理体制强调各个卫生部门、机构和利益相关者之间的合作与协调。这包括政府部门间的协作、与医疗机构和专业团体的合作、与社区组织和国际组织的合作等，以实现公共卫生工作的整体性和综合性。

（4）监督与评估：公共卫生管理体制需要设立监督机构和评估机制，对公共卫生服务的提供和卫生管理的执行进行监督和评估。这有助于确保公共卫生工作的合规性、质量和效果，并及时纠正问题和改进工作。

公共卫生管理体制的健全与有效对于保障公众健康和提供优质卫生服务至关重要。一个良好的公共卫生管理体制能够促进卫生资源的合理配置，协调卫生服务的提供，加强卫生政策的制定和执行，提高卫生服务的质量和可及性，应对突发公共卫生事件，推动卫生事业发展和进步。

二、公共卫生管理体制建设的必要性

1.公共卫生管理体制能够建立有效的疾病预防和控制机制

通过监测疾病的发生和传播情况，及时采取预防和控制措施，可以有效减少疾病的发生和传播，保障公众的健康和生命安全。

2.公共卫生管理体制有助于实现卫生资源的合理配置和优化利用

通过制定卫生政策、规划和管理卫生资源，可以确保公众能够获得适宜的卫生服务和医疗资源，提高卫生服务的可及性和公平性。

3.公共卫生管理体制在应对突发公共卫生事件方面起着重要作用

它能够建立健全的应急响应机制，组织协调各部门和机构的合作，迅速采取措施应对疫情、自然灾害或其他突发卫生事件，降低疫情传播风险和危害。

4.公共卫生管理体制可促进健康和疾病防治工作的开展

通过开展健康教育、宣传和预防活动，提升公众对健康的认知和健康行为，预防慢性病和其他可预防疾病的发生，降低疾病的负担。

5.公共卫生管理体制促进了不同部门、机构和利益相关者之间的合作与协调

卫生部门、政府机构、医疗机构、学术机构、社区组织等各方的合作，能够形成合力，共同应对公共卫生挑战，提高卫生管理的综合性和效果性。

通过建立健全的公共卫生管理体制，可以提高公众健康水平，减少疾病负担，保障公众的健康权益。公共卫生管理体制的必要性在于提供科学决策、资源配置、应急响应和协调合作的机制，以应对不断变化的公共卫生挑战。

三、我国公共卫生管理体制的变化

改革开放以来，我国公共卫生管理体制发生了以下五大变化。

一是传统的卫生体制注重以治病救人为宗旨，不重视成本核算和市场需求。而经过改革，卫生领域逐渐实现了事业化与经济化的结合，将卫生作为服务业的一部分，注重创造价值、开拓市场，并考虑社会责任。

二是在传统体制下，卫生资源由政府安排和配置。随着社会的发展，卫生资源不足与浪费并存的问题凸显出来。现在的卫生体制中，国家通过指导和政策引导，与市场机制相结合，进行资源的配置和调节，以满足人民对医疗卫生服务的需求。

三是过去医院主要由国家所有，私营医院较少。现在，卫生机构的所有制发生了变化，公有制成为主导，并出现了股份制、股份合作制、中外合资等多种所有制形式。企业医院也向社会化服务方向发展，独立生存和发展。

四是卫生管理由行政化向按经营性质分类进行依法行政管理转化。在改革开放后的建设中，卫生体系逐渐形成了符合社会主义市场经济体制要求的基本框架。卫生机构的管理越来越倾向于企业化管理方式，加强成本管理和竞争意识，并进行内部管理制度的改革。同时，建立了卫生服务体系和医疗保障体系，加强了管理目标的确定和对人才的管理。

五是经费的来源由国家包干的供给制向多方共同出资模式转化。自改革开放以来，卫生经费的筹资方式发生了显著变化。过去，卫生经费主要依赖于政府的投资，而现在卫生经费的筹资则涉及各级政府、不同部门、行业、社会团体以及个人的多方共同出资。在过去，卫生经费主要通过政府的财政拨款来提供。政府承担了医疗机构的建设、运营和基本医疗服务的经费支持。然而，随着改革的推进，卫生经费筹资的方式发生了转变。现在，卫生经费的来源更加多元化，包括政府补助、医疗服务收费以及药品销售差价收入等多个方面。

四、我国公共卫生管理体制存在的问题

确保公共卫生状况良好对于社会的可持续发展至关重要。公共卫生事业的关键

在于预防和控制疾病的传播，保障人民的健康和生命安全。然而，由于财政限制和资源短缺，一些地方在公共卫生工作方面面临挑战。这也部分归因于公共卫生工作的特殊性，其成果往往不太直接可见，导致一些人对其重要性缺乏足够认识。

此外，个人和团体的利益驱动也对公共卫生管理体制改革构成了阻力。一些人可能更关注个人利益而忽视公共利益，导致公共卫生工作的推进受到阻碍。缺乏对公共卫生工作重要性的认知，以及对从事公共卫生工作的价值的低估，进一步制约了公共卫生管理体制改革的步伐。

现阶段，我国公共卫生管理体制主要存在以下问题。

1.部门职责分割

我国公共卫生管理涉及多个部门和机构，存在部门职责划分不清、协调不足的问题。不同部门之间的合作与协调需要进一步加强，以确保卫生工作的整体性和综合性。

2.信息共享和沟通不畅

公共卫生管理中信息共享和沟通渠道存在不畅的问题，卫生数据和信息的共享不够及时和准确，影响了卫生事件的监测、预警和应对能力。同时，政府与公众之间的信息沟通也需要加强，以提高公众对卫生问题的认知和理解。

3.应急响应机制不完善

尽管我国在应对突发公共卫生事件方面有一定经验，但应急响应机制仍然存在一些问题。例如，应急预案的制定和更新需要更加及时和全面，应急资源的调配和协调需要进一步完善，应急演练和培训的覆盖范围和质量也需要提高。

4.基层卫生服务能力不足

在我国的公共卫生管理体制中，基层卫生服务能力的建设仍然面临挑战。一些基层卫生机构设备和人员不足，服务质量有待提高。此外，基层卫生人员的培训和职业发展机会也需要进一步加强。

5.预防与健康促进不足

在公共卫生管理过程中，往往重视疾病治疗而忽视了疾病预防和健康促进的问题。如何加大疾病预防、健康教育和宣传工作的投入，以提高公众对健康的认知和自我保护能力，是一个亟待解决的问题。

公共卫生是一项与人民群众切身利益相关的重要工作。政府和卫生行政部门应当认识到其工作的重要性，并采取积极的态度，加强卫生执法和管理工作。同时，应当加大财政投入，确保公共卫生工作得到充分支持和发展。此外，还需要提高公众对公共卫生的认知和参与度，形成全社会共同关注和行动的良好氛围，共同促进公共卫生事业的发展和人民群众健康的保障。

第二节　公共卫生组织架构

一、卫生行政组织

（一）卫生行政组织的含义

卫生行政组织是负责卫生工作并行使国家权力的政府机构。它的主要职责是执行国家卫生方针政策，对卫生事业进行管理。卫生行政组织是一个具有层级和分工的组织，通过职权和责任的分配来实现其职能。在这个组织中，公务人员以集体意识为指导，协同合作，共同推动卫生工作的开展。

（二）卫生行政机构的分级

在中国，卫生行政组织按行政区划划分为中央、省级、市级和县级四个级别。以下是各级行政组织的简要描述。

（1）中央级别：中华人民共和国国家卫生健康委员会（简称"国家卫健委"）是最高的卫生行政机关，负责实施党和政府的卫生健康政策，并管理全国和地方的卫生健康工作。

（2）省级别：省（自治区、直辖市）卫生厅（局）在地方人民政府的领导下，负责本地区的卫生健康工作，受到国家卫健委的指导。省级卫健委（局）下设各相关处室，负责本地区的卫生健康事务管理工作。民族自治地方会根据当地实际情况，自主地管理本地的卫生健康事务。

（3）市级别：市卫生健康委员会在地方人民政府的直接领导下，在省级卫健委的业务指导下，负责本辖区内的卫生健康事务行政管理工作。市级卫健委的科室与省级卫健委相对应。

（4）县级别：县（旗）、县级市、市辖区级别是县级卫健委，它在地方人民政府的领导下，在上级卫生行政部门的业务指导下，根据本地的卫生健康事业状况，开展各项卫生健康事务管理工作。县级卫健委的科室基本上与上级卫生行政部门相对应。

（三）卫生行政组织的基本职能

（1）卫生政策制定：卫生行政组织负责制定和完善卫生政策，包括卫生健康发展规划、卫生法律法规、卫生标准和指南等。这些政策的制定旨在指导和规范卫生健康工作，促进公众健康和医疗服务的质量与安全。

（2）卫生资源管理：卫生行政组织负责卫生资源的配置和管理，包括卫生机构、医务人员、卫生设备、药品和疫苗等。它们通过对卫生资源的规划、分配和监管，确保公众能够获得适宜的卫生服务和医疗资源。

（3）卫生监督与管理：卫生行政组织负责监督和管理卫生服务的质量、安全和合规性。它们对医疗机构和卫生专业人员进行注册管理、执业许可和监督，确保医疗机构和人员符合规范要求，提供安全、有效的医疗服务。

（4）疾病预防与控制：卫生行政组织在疾病预防与控制方面发挥着重要作用。它们负责监测、预警和控制传染病和慢性病的流行情况，组织和推动疫苗接种、流行病调查、疾病防控措施的实施，以保障公众的健康和生命安全。

（5）健康促进与教育：卫生行政组织负责开展健康促进和教育工作，提高公众对健康的认知和促进健康行为的养成。它们组织开展健康宣传活动、健康教育培训、慢性病预防和控制等，促进公众健康意识的提升。

（6）应急响应与灾害管理：卫生行政组织负责组织和协调突发公共卫生事件的应急响应和灾害管理工作。它们制定应急预案、组织应急演练、调配应急资源，以确保在突发公共卫生事件和灾害发生时能够迅速、有效地应对和管理。

（四）卫生行政组织的特征

（1）权威性：卫生行政机关代表国家行使卫生监督管理职能，具备国家政权的严肃性和权威性。其拥有制定管理法规、做出决策、制定规划和采取措施的权力，对卫生事务具有普遍的约束性和强制性。

（2）服务性：卫生行政机关是为国家、社会和人民服务的。其行为必须反映和服务于经济基础，以为人民健康服务为出发点和归宿。卫生行政机关通过提供优质的卫生服务，为人民的健康和社会发展作出贡献。

（3）系统性：卫生行政管理组织是一个层次多样、结构复杂的社会管理系统。它由不同层次、不同地域、不同管理程度的组织机构组成，形成一个内在有机统一的行政组织系统，实现行政权责的分配和协调。

（4）动态性：卫生行政机构是特定历史和社会条件下的产物。随着历史的推进和社会条件的变化，卫生行政组织需要进行相应的改革和调整，以适应时代的发展和政府管理的需求。

（5）法律性：卫生行政机构在建立和完善社会主义市场经济制度的进程中，依法制定和执行卫生事业管理的法律法规和规章制度。同时，卫生行政部门代表国家行使监督管理职能，必须依法行事，以确保管理工作的合法性和规范性。

二、医疗卫生服务组织

医疗卫生服务组织的目标是为社会提供全面、高质量的医疗卫生服务，促进人民健康和社会发展。医疗卫生服务组织在保障人民健康、防治疾病、提高医疗水平和推动医学科学进步等方面发挥着重要作用。

（一）医疗卫生服务组织的结构

医疗卫生服务组织是由垂直系统和水平系统构成的。

（1）垂直系统：有医疗卫生保健服务专业职能分系统、保障职能分系统、财务职能分系统、人事职能分系统等。垂直系统中的各个职能分系统在实施自身职责时，可能存在各自为本位的目标和利益。因此，需要进行协调与合作，确保各个分系统之间的良好关系，以实现整体工作的协同与高效。

（2）水平系统：有高级、中级和基层三个层次。水平系统的各个层次负责本层次的水平协调和控制工作，确保医疗卫生服务的顺利开展和良好运行。

（二）医疗卫生服务组织的种类

1.医疗机构

医疗机构是专门提供疾病诊断、治疗和健康服务的卫生事业单位，旨在拯救生命、预防疾病、治愈病痛，并为公民提供健康服务。医疗机构包括医院、卫生院、门诊部、诊所、卫生所（室）和急救站等不同类型的机构。

其中，妇幼保健机构是指专门提供妇女和儿童健康服务的卫生机构，包括妇幼保健院（所、站）、妇产科医院和儿童医院等。

地级市及以上的妇幼保健机构通常设有门诊和床位（或仅设门诊）。这些机构提供全面的妇幼保健服务，包括孕前保健、产前产后护理、妇科疾病诊治、儿科疾病诊治等。

县级的妇幼保健机构有三种形式：院、所、站。妇幼保健院是指设置了床位和门诊的机构，可以提供住院治疗和门诊服务，包括观察床位在内。妇幼保健所是指不设床位但开展门诊业务的机构，通常提供妇幼保健的基本医疗服务，但没有住院治疗的能力（有时可以设立不超过5张的观察床位）。妇幼保健站是指在基层开展业务技术指导的机构，不设床位，也不开展门诊，主要为社区提供妇幼保健的指导和服务。

这些妇幼保健机构在不同层级提供了不同水平的妇幼保健服务，从综合医疗到基层指导，以满足妇女和儿童在不同阶段的健康需求。

2.卫生防疫机构

（1）爱国卫生运动委员会系统：负责发起和组织卫生健康宣传和教育活动的机构。它的目标是提高公众的卫生意识和健康素养，推动社会各界参与到卫生防疫工作中来。该系统通过组织各类宣传活动、开展健康教育，以及协调社会资源，促进公众健康行为的养成和生活方式的改善。

（2）地方病防治管理系统：致力于预防和控制特定地区的地方病，如血吸虫病、疟疾等。它负责制定地方病的防控策略和措施，组织地方病监测和调查，推广防治技术和方法，以及提供相关的医疗服务。通过该系统的工作，可以有效预防和控制地方病在特定地区的传播和流行。

（3）卫生防疫管理系统：负责全面协调和管理卫生防疫工作的机构。它的职责包括制定卫生防疫政策和法规，组织疫情监测和预警，调配防疫资源，指导和监督各级卫生防疫机构的工作，以及应对突发公共卫生事件等。该系统通过对卫生防疫工作的整体规划和管理，保障了卫生防疫工作的高效运行和协同合作。

3.医学科学研究机构

除了中国医学科学院、中国预防医学科学院和中国中医科学院等国家级医学研究机构外，各省、市、自治区也建立了医学科学分院和各类研究所。许多医学院校和医疗卫生机构还设有医学研究院或研究室。

此外，还存在其他卫生组织机构，如军队卫生组织。军队卫生组织是负责军队内部医疗卫生事务的机构，包括军事医学研究院、军医大学等。这些机构致力于为军队人员提供医疗保健服务，并开展与军事医学相关的研究工作。军队卫生组织在军队内部承担着维护军队人员健康、保障军事行动能力的重要任务。它们在医疗救治、疾病防控、伤残康复、医学科研等方面发挥着重要作用，为军队部队的战斗力和士兵的身体健康提供了支持。

第三节　公共卫生运行机制概述

公共卫生是关系到一国或一个地区公众健康的公共事业。有效的公共卫生运行机制是保障公众健康、预防和控制疾病传播、应对突发公共卫生事件的关键。它涉及多个环节和众多利益相关者，是一个复杂而庞大的系统工程。深入理解公共卫生运行机制，对于提升公共卫生服务水平、维护社会稳定和促进经济发展具有重要意义。

第二章 公共卫生管理体制与运行机制

一、公共卫生运行机制的基本构成要素

(一) 监测与预警系统

1. 疾病监测

疾病监测是长期、连续、系统地收集疾病动态分布及其影响因素的资料，以采取干预措施并评价其效果。通过建立覆盖全国或地区的监测网络，对传染病、慢性病等各类疾病进行监测，及时掌握疾病的流行趋势、发病率、死亡率等关键信息。例如，我国建立了法定传染病监测系统，要求各级医疗机构及时报告传染病病例，以便卫生部门能够迅速作出反应。

2. 公共卫生事件预警

基于监测数据以及其他相关信息，利用先进的数据分析技术和模型，对可能发生的公共卫生事件进行预警。预警系统需要具备快速、准确、灵敏的特点，能够提前发现潜在的风险，为应急响应争取时间。如通过对异常的疾病聚集现象、环境因素变化等进行分析，及时发出预警信号，提醒相关部门和公众做好应对准备。

(二) 预防与控制体系

1. 疫苗接种

疫苗接种是预防传染病最有效、最经济的手段。公共卫生体系通过制定免疫规划，确保适龄儿童和重点人群按时接种各类疫苗。同时，加强疫苗的研发、生产、流通和接种管理，保障疫苗的质量和接种的安全性、有效性。例如，我国实施的扩大国家免疫规划，将多种疫苗纳入免费接种范围，有效降低了相应传染病的发病率。

2. 环境卫生管理

环境卫生与公众健康密切相关。公共卫生机构负责对饮用水、食品、空气、土壤等环境因素进行监测和管理，制定相关的卫生标准和规范，防止环境污染对健康造成危害。例如，加强对饮用水水源地的保护，规范食品生产经营过程中的卫生要求，开展空气污染监测与治理等工作。

3. 健康教育与促进

通过开展广泛的健康教育活动，提高公众的健康意识和自我保健能力。健康教育的内容涵盖疾病预防、健康生活方式、合理营养、心理健康等多个方面。采用多种传播渠道，如电视、广播、网络、社区宣传等，向不同人群普及健康知识，促进公众养成良好的健康行为习惯。

（三）应急响应机制

1.应急预案制定

针对可能发生的各类突发公共卫生事件，制定详细的应急预案。预案应明确应急组织机构、职责分工、响应程序、资源调配等内容，确保在事件发生时能够迅速、有序地开展应对工作。例如，我国制定了《国家突发公共卫生事件应急预案》，对不同级别突发公共卫生事件的响应标准和处置措施作出了规定。

2.应急物资储备

建立应急物资储备库，储备防护用品、药品、医疗器械、消毒用品等各类应急物资。定期对应急物资进行更新和补充，确保物资的质量和数量能够满足应急需求。同时，完善物资调配机制，保证在事件发生时能够及时将物资送达需要的地方。

3.应急队伍建设

组建专业的应急队伍，包括医疗卫生人员、公共卫生专家、流行病学调查人员等。加强应急队伍的培训和演练，提高其应对突发公共卫生事件的能力和水平。应急队伍应具备快速响应、现场处置、疫情防控、医疗救治等多方面的能力。

（四）医疗服务体系

1.基层医疗卫生机构

基层医疗卫生机构是公共卫生服务的网底，承担着基本医疗服务和公共卫生服务的双重职责。如社区卫生服务中心、乡镇卫生院等，为居民提供预防保健、健康教育、慢性病管理、康复护理等服务。通过建立家庭医生签约服务制度，为居民提供个性化的健康管理服务。

2.专科医院与综合医院

专科医院和综合医院在公共卫生体系中发挥着重要的支撑作用。它们具备先进的医疗技术和设备，承担着疑难重症的诊治任务。在突发公共卫生事件发生时，能够迅速收治患者，开展医疗救治工作。同时，医院还参与传染病的诊断、报告和防控工作，为疫情的控制提供技术支持。

（五）政策法规与监督管理

1.政策制定

政府通过制定公共卫生政策，为公共卫生事业的发展提供政策支持和保障。政策内容包括资源配置、投入机制、人才培养、服务提供等方面。例如，加大对公共卫生领域的财政投入，制定优惠政策吸引和留住公共卫生人才，推动公共卫生服务的均等化。

2.法规保障

完善公共卫生法律法规体系，明确公共卫生相关主体的权利和义务，规范公共卫生行为。通过法律手段保障公共卫生工作的顺利开展，对违反公共卫生法律法规的行为进行严厉打击。如《中华人民共和国传染病防治法》《突发公共卫生事件应急条例》等法律法规，为公共卫生工作提供了法律依据。

3.监督管理

强化对公共卫生服务机构、医疗机构、食品生产经营企业等相关单位的监督管理。建立健全监督执法体系，加强对公共卫生法律法规和政策执行情况的监督检查，确保各项公共卫生措施得到有效落实。同时，加强对公共卫生服务质量的评估和考核，不断提高服务水平。

二、公共卫生运行机制的协同与整合

（一）部门间协同

公共卫生工作涉及多个部门，如卫生健康、财政、教育、环保、农业等。各部门需要加强协同合作，形成工作合力。例如，在应对传染病疫情时，卫生健康部门负责疫情监测、防控和医疗救治；财政部门提供资金保障；教育部门负责学校的疫情防控和健康教育；环保部门加强环境监测与治理；农业部门做好动物疫病防控等工作。通过建立部门间的协调机制，定期召开联席会议，加强信息共享和沟通协作，共同解决公共卫生问题。

（二）区域间协作

公共卫生问题往往具有跨区域的特点，需要加强区域间的协作。不同地区可以在疫情防控、应急物资调配、医疗救治等方面开展合作。例如，建立区域间的疫情联防联控机制，共享疫情信息，联合开展防控行动；在应急物资短缺时，通过区域间的调配，保障物资供应；开展远程医疗协作，提高基层地区的医疗救治水平。

（三）医防融合

加强医疗服务体系与公共卫生体系的融合，实现防治结合。基层医疗卫生机构在提供基本医疗服务的同时，要强化公共卫生服务功能，将疾病预防融入日常医疗服务中。综合医院和专科医院要加强与公共卫生机构的沟通协作，及时报告传染病病例，参与疫情防控和公共卫生监测工作。通过建立医防融合的工作机制，提高公共卫生服务的效率和效果。

三、公共卫生运行机制的发展与挑战

（一）发展趋势

1.信息化与智能化应用

随着信息技术的快速发展，公共卫生领域将越来越多地应用信息化和智能化技术。如利用大数据、人工智能等技术对疾病监测数据进行分析，提高预警的准确性和及时性；开展远程医疗、智慧健康管理等服务，提升公共卫生服务的便捷性和可及性。

2.全球化合作

在全球化背景下，公共卫生问题已成为全球性挑战，需要各国加强合作。国际将在传染病防控、突发公共卫生事件应对、公共卫生资源共享等方面开展更广泛的合作，共同应对全球公共卫生威胁。

（二）面临的挑战

1.资金投入不足

公共卫生事业需要大量的资金支持，但部分地区存在资金投入不足的问题。资金短缺影响了公共卫生基础设施建设、人才培养和服务提供，制约了公共卫生运行机制的有效发挥。

2.人才短缺

公共卫生专业人才队伍建设相对滞后，存在人才数量不足、结构不合理等问题。尤其是基层公共卫生人才匮乏，影响了公共卫生服务的质量和水平。

3.新发传染病威胁

随着全球气候变化、人口流动和经济发展，新发传染病不断出现，给公共卫生防控带来了巨大挑战。新发传染病往往具有传播速度快、致病性强、防控难度大等特点，对公共卫生运行机制的应急响应能力提出了更高要求。

第四节　卫生管理体制与公共卫生运行机制改革

一、卫生管理体制改革

自1997年《中共中央、国务院关于卫生改革与发展的决定》和1998年《国务院关于建立城镇职工基本医疗保险制度的决定》发布并实施以来，卫生管理体制改革一直在不断进行。同时，国家还进行了宏观体制改革，包括政府机构改革、税收政策改革和建立公共财政体系等。这些综合改革措施推动了卫生管理体制改革向更深层次发展。

这些改革措施对卫生管理体制产生了积极影响。首先，卫生改革决定的出台，为卫生领域的改革指明了方向和目标。其次，建立城镇职工基本医疗保险制度的决定，为城镇职工提供了基本医疗保障，促进了医疗服务的普惠性和可及性。此外，政府机构改革、税收政策改革和公共财政建立等措施，为卫生管理体制提供了良好的制度环境和资源保障。

（一）卫生管理体制改革的目标

1.明确政府职责、实现职能转变

明确政府在卫生管理中的职责，实现政府与市场的分离，将政府的主要角色转变为卫生政策制定、规划指导、监督管理等方面，以更好地适应市场经济的运行规律。

2.建立符合市场经济和人民健康需求的卫生服务体系

构建综合性、分级负责、连续性的卫生服务体系，以满足不同层次、不同地区人民的卫生服务需求，提高卫生资源的配置效率和服务质量。

3.建立权责明晰、富有活力的医疗机构管理体制

通过改革，使医疗机构成为具有独立法人实体的自主管理、自我发展和自我约束的组织，建立灵活高效的管理机制，推动医疗机构提高服务质量和管理水平。

通过上述改革措施，卫生管理体制将朝着更加市场化、精细化和规范化的方向发展，以提高卫生资源的配置效率，优化医疗服务结构，保障人民的健康权益，并促进卫生行业的健康发展。

（二）卫生管理体制改革的原则

为了加强监管，实现卫生体制的改革，可以采取以下措施。

1.政事分开，加强监管

通过明确卫生行政监督管理与卫生技术服务职责的划分，建立专门的卫生监督队伍，将原本分散在各事业单位的监督管理职能整合到卫生监督所，实现法制化的卫生监督工作。

2.全行业管理

在全行业范围内进行管理改革，打破医疗机构的行政隶属关系和所有制界限，完善相关规章制度，健全医疗服务技术规范。优化卫生监督体制，依法行使卫生行政监督职责，加强宏观管理。

3.提供优质高效的服务

改革的目标是为居民提供安全、有效、优质、快捷、方便和经济的卫生服务，确保疾病得到预防、治疗和控制，维护公共卫生秩序，保护人民的健康利益。

4.适应市场经济体制

卫生改革要适应社会主义市场经济体制，引入市场经济条件下行之有效的竞争机制、价格机制、用人机制等，促进卫生事业健康发展。

5.总体规划、分步进行

卫生体制改革是一个复杂的系统工程，需要进行整体规划，分阶段进行，逐步实施。改革不仅涉及卫生系统内部的全面改革，还涉及与卫生系统直接或间接相关的其他系统和部门，如财政、计划、价格、民政、社会保障等。

（三）卫生管理体制改革的主要内容

1.行政管理体制改革

行政管理体制改革在医疗卫生领域主要体现在以下三个方面。一是准入制度的建立和完善。建立严格的准入制度，包括医疗卫生机构、从业人员、医疗卫生技术应用和大型医疗技术设备的准入条件。这样可以严格控制医疗卫生行业的准入，确保从业机构和人员具备必要的能力和条件，以提供高质量、安全的医疗服务。二是规章制度和技术规范的完善。完善医疗服务的规章制度和技术规范，为从业机构和从业人员提供明确的法律依据和操作规范。通过建立健全的制度和规范，可以规范医疗行业的运作，保障患者的权益，提高医疗服务的质量和安全水平。三是加强监督管理。建立专门的卫生监督管理组织和队伍，如卫生监督所等，通过法律、行政和经济等手段加强宏观管理和监督。这样可以保护守法者的权益，惩处和监督违法行为，确保医疗卫生行业的规范运行，提高行业监管的效果。

2.医疗服务体制改革

医疗服务体制改革的核心是建立新的医疗机构分类管理制度，打破医疗机构之间的行政隶属关系和所有制界限,以实现医疗服务体系的合理分工。这包括社区卫生服务、综合医院和专科医院等不同级别和类型的医疗机构。

为实现方便、优质的基层医疗服务的目标,建立规范的社区卫生服务机构和双向转诊制度至关重要。社区卫生服务机构可以满足居民日常医疗保健需求,与大医院形成分工协作关系。患者可以根据病情需要在社区卫生院和综合医院、专科医院之间转诊,以获得更全面和专业的诊治。这不仅深化了医改,也是建立适应市场经济的城市卫生服务体系的基础。它满足了职工基本医疗保险的需求,有利于提高人民健康水平,也是加强社会主义精神文明建设的重要途径。

3.预防保健体制改革

改革开放以后,我国人民生活显著改善,社会治理明显改进。同时,随着时代发展和社会进步,人民对美好生活的向往更加强烈,对民主、法治、公平、正义、安全、环境等方面的要求日益增长。党中央强调,人民对美好生活的向往就是我们的奋斗目标,增进民生福祉是我们坚持立党为公、执政为民的本质要求,让老百姓过上好日子是我们一切工作的出发点和落脚点,补齐民生保障短板、解决好人民群众急难愁盼问题是社会建设的紧迫任务。必须以保障和改善民生为重点加强社会建设,尽力而为、量力而行,一件事情接着一件事情办,一年接着一年干,在幼有所育、学有所教、劳有所得、病有所医、老有所养、住有所居、弱有所扶上持续用力,加强和创新社会治理,使人民获得感、幸福感、安全感更加充实,更有保障,更可持续。

4.卫生监督体制改革

在医疗服务体制改革中,原有的卫生事业单位如卫生防疫站、保健所等承担的卫生监督职能将被整合起来,通过适当的精简、归并和调整,组建卫生监督所,以专职方式承担卫生监督任务。这样可以将分散的、多头的监管机构整合成统一的监管机构。卫生监督所是由同级卫生行政部门在其辖区内组建的执行机构,依照法律和法规行使卫生监督职责。卫生监督的重点是保障各种社会活动中的正常卫生秩序,预防和控制疾病的发生和流行,保护公民的健康权益。卫生监督的管理范围包括卫生行政许可管理,对各级各类卫生机构、个体诊所和采供血机构的监督管理,以及对卫生专业人员进行执业许可和健康许可等。这些改革措施旨在整合卫生监督职能,加强卫生监管的有效性和统一性。通过组建卫生监督所,可以提高卫生监督工作的专业性和协同性,更好地保障公众的卫生健康权益。卫生监督所的设立将有助于规范卫生机构和从业人员的行为,提高医疗服务的质量和安全水平,防控疾病的发生和传播,维护公共卫生秩序。

5.其他卫生体制改革

在医疗服务体制改革中，药品监督管理的药政和药检职能由原卫生部转交给了国家市场监督管理总局；国境卫生检疫和进口食品口岸卫生监督检验职能则交给了国家出入境检验检疫局；国家出入境检验检疫局负责口岸检疫传染病和监测传染病名录的制订和调整，然而，国境卫生检疫法律法规的拟定和检验、监测传染病名录的发布由国家卫健委负责。医疗保险职能交给了劳动和社会保障部。卫生建设项目的具体实施、质量控制规范的认证、教材编写、专业培训和考试、卫生机构、科研成果、相关产品的评审等辅助性、技术性和服务性的具体工作则交给了相关事业单位和社会团体。卫生学校的管理逐步转交给了教育部门，一些地方已经对医学院校和其他类型的院校进行了重组。

二、公共卫生运行机制改革

（一）转变医疗机构的运行机制

扩大公立医疗机构的运营自主权，使其能够自主管理。建立健全内部的激励机制和约束机制，以激发医疗机构的积极性和创造力。逐步实施医院后勤服务的社会化，将那些社会可以有效提供的后勤保障逐渐交给社会承担。通过医院之间的合作和联合，组建社会化的后勤服务集团。在人员编制和岗位安排方面，根据精简和提高效能的原则，制定岗位需求并公开岗位标准。鼓励员工之间的竞争，实行双向选择，逐级聘用并与员工签订合同。

（二）完善卫生管理运行机制，保障医药卫生体系有效规范运转

在医药卫生领域，将进一步改进管理、运营、投资、定价和监管的制度机制，同时加强科技创新、人才培养、信息化建设和法律法规建设，以确保医药卫生体系有效、规范地运行，并建立高效、规范的医疗卫生机构运行机制。

1.转变基层医疗卫生机构运行机制

在组织城市社区卫生服务中心（站）和乡镇卫生院等基层医疗卫生机构时，政府应明确它们的服务职能，规定使用适宜的技术、设备和基本药物，并以低成本为广大群众提供服务，确保其公益性质。同时，政府应严格核定机构的人员编制，并采用人员聘用制，在人力资源管理制度中建立招聘和解雇人员的机制，以激励员工的有效表现。此外，还应明确机构的收支范围和标准，实行核定任务、核定收支、绩效考核和提供补助的财务管理办法。可以尝试采用收支两条线的管理方式，预先拨付公共卫生和医疗保障经费的总额，并探索其他有效的管理方法，严格管理收支

预算，提高资金使用的效益。

2.建立规范的公立医院运行机制

公立医院应坚持公益性质和社会效益原则，以患者为中心，优化服务流程，并规范药品使用、医学检验检查等医疗行为。为深化运行机制改革，需要建立和完善医院法人治理结构，明确所有者和管理者的责权，确保决策、执行和监督相互制衡，形成有责任、有激励、有约束、有竞争、有活力的机制。同时，需要推进医药分开，积极探索多种有效方式逐步改革以药补医的机制。可以通过实行药品购销差别加价、设立药事服务费等方式逐步改革或取消药品加成政策，并采取适当调整医疗服务价格、增加政府投入、改革支付方式等措施来完善公立医院的补偿机制。

（三）加快医疗机构管理运行机制的改革

1.财政补助与税收机制改革

（1）补助原则：政府有责任确保对卫生事业行使管理和监督职责，支持卫生医疗机构向社会提供高质量的公共卫生服务，改善基本医疗卫生服务条件，不断提升人民的健康水平。同时，在积极动员社会筹集卫生事业发展资金的同时，各级政府应逐步增加对卫生事业的投资，跟上经济社会发展的步伐。原则上，政府对卫生投资的增长幅度不应低于财政支出的增长幅度。根据区域卫生规划，优化卫生资源的配置，促进卫生事业的协调发展。在平衡公平和效率的同时，鼓励竞争，提高资金的使用效率。

（2）补助范围和方式：各级政府的卫生行政部门和卫生执法监督机构在履行卫生管理和监督职责时所需的经费应由同级财政预算提供支持。这些经费包括人员经费、公务费、业务费和发展建设支出。公共卫生事业机构，如疾病控制和妇幼保健机构，向社会提供卫生服务所需的经费，应由同级财政预算和单位上缴的预算外资金进行统筹安排。政府举办的县级及以上非营利性医疗机构主要依靠定项补助，该补助由同级财政进行安排。补助项目包括医疗机构的开办和发展建设支出、事业单位职工基本养老保险制度建立以前的离退休人员费用、临床重点学科研究和基本医疗服务亏损补贴（由政策原因引起）。对于中医、民族医和部分专科医疗机构，应给予适当照顾。

2.价格机制改革

价格机制改革涉及两大块：一是药品价格的管理；二是医疗服务价格的管理。

（1）药品价格管理：药品市场改革的目标是适应社会主义市场经济体制的需求，推动药品市场的竞争，降低医药费用，并确保患者能够获得质优价廉的药品。为了实现这一目标，需要对药品价格的管理方式进行调整，采取国家宏观调控与市场调节相结合的原则,将药品价格分为政府定价和市场调节价两种形式。通过引入市场竞争机制,根据不同机构和药品的性质,分别进行政府定价和市场调节价的设定。这样做可以更好地平衡政府的调控作用和市场的自主调节,以实现药品价格的合理性和市场的有效运作。政府定价适用于关键药品和公共卫生领域的药品,以确保其价格合理、可负担,并保障市场供应稳定。而市场调节价则允许药品在竞争中形成合理的市场价格,促进市场竞争和创新。

(2)医疗服务价格管理:医疗服务价格管理改革的目标是适应社会主义市场经济体制的要求,并满足人民群众对基本医疗服务的需求。该改革旨在促进医疗机构之间的有序竞争和医疗技术的进步,降低医疗服务的成本,减轻社会的医药费用负担。为实现这一目标,需要进行医疗服务价格管理形式的调整,下放医疗服务价格管理权限,并对医疗服务价格项目进行规范。这样的改革措施将有助于确保医疗服务价格的合理性和透明度,推动医疗机构提供高质量的医疗服务,并促进整个医疗行业的可持续发展。

3.人事管理机制改革

人事制度改革在卫生改革中扮演着重要角色,其改革程度对整个卫生改革的深化起着重要影响。人事制度改革的目标是为了更好地适应社会主义市场经济的发展和医药卫生体制改革的需要,逐步建立起具备责任、激励和约束机制的运行体系。改革的目标是建立适合卫生工作特点的管理体制,实现政务和职责的分离。在新的体制下,政府依法进行宏观管理和监督,单位自主进行人员招聘和管理,而个体则可以自主选择职业,并在科学的人员管理下进行工作。同时,相应的机构设施也需要配套完善。

这样的改革旨在基本建立起一个能够实现人员进进出出、职务能上能下、待遇与人才结构相匹配的合理管理体制,以促进优秀人才的脱颖而出,使整个卫生系统充满活力和生机。改革的核心是要彻底打破身份的界限,废除终身制,将从前以单位为中心的人员管理方式转变为更加开放和灵活的社会人员管理方式。这将有助于实现人才的合理流动和配置,为卫生系统注入更多的活力和创新力。

4.分配机制改革

(1)实行不同的工资管理方法:针对不同类型的卫生事业单位,根据其性质、特点和发展需求,以及经费自给率和财政支持程度等因素,采取了不同的工资管理办法。特别是对于主要依靠国家拨款的卫生事业单位,实行了有控制的单位工资总额包干形式,并在单位工资总额包干的范围内对实际发放的工资进行重新分配。这意味着在给定的工资总额内,根据单位的实际情况对工资进行管理和分配,以确保经费的合理使用。这种管理办法可以更好地控制工资支出,同时也能够根据单位的绩效和需求进行灵活调整。通过重新分配活动工资部分，可以更加公平地回报优秀的员工，激励他们的工作积极性和创造力。

（2）探索新的分配机制：积极推进按生产要素参与分配的改革试点，研究和探索技术、管理等生产要素参与分配的方法和途径。根据不同岗位的责任、技术劳动的复杂性、承担风险的程度以及工作量的大小等不同情况，综合考虑管理要素、技术要素和责任要素，将其纳入分配因素的考量范围，从而确定岗位工资，实行按岗位定酬的原则。通过将生产要素纳入分配考量，能够更加准确地评估岗位的价值和贡献，合理确定工资水平，并为关键岗位和优秀人才提供更好的发展机会。

5.市场机制改革

国家对医疗机构进行分类管理的目的在于创造一个公平竞争的环境，为不同类型的医疗机构提供相同的发展机会。这种分类管理的措施旨在支持、鼓励和引导个体、私营、中外合资合作、股份制等民营医疗机构的健康发展。

通过分类管理，国家确保医疗机构在竞争中享有平等的权利和机会。无论是国有医疗机构还是民营医疗机构，都能够在公平的竞争环境中发展壮大。这样的管理措施鼓励创新和改进，促进医疗服务的提升和多样化，最终惠及广大患者。这样的举措旨在促进医疗机构的多样化和多种形式的办医模式发展，以建立公平和有序的竞争环境。通过分类管理，政府可以根据不同类型的医疗机构的特点和需求，提供相应的政策支持和资源保障，以推动医疗机构的发展。特别是对于民营医疗机构，国家将积极为其提供支持和引导，鼓励其在医疗服务领域发挥积极作用。

与此同时，国家也在探索非营利性医疗机构的良性发展途径。这些机构通常以社会公益为宗旨，为广大群众提供医疗服务。通过探索有效途径，国家希望能够为非营利性医疗机构提供更好的发展环境和支持，以确保其能够稳定运行并为社会公众提供优质医疗服务。

三、我国公共卫生管理体制改革的措施

结合卫生管理体制和公共卫生运行机制的改革特点，我国公共卫生管理体制改革可采取以下措施。

1.建立健全法律法规政策

为了进一步推进公共卫生管理的完善，我们需要积极改进完善相关的法律法规，并采取决策与执行分离的机制，将执法权交给更多的卫生行政部门。在这方面，我们可以借鉴国外的一些经验，让政府部门专注于制定政策，而专门的执法部门负责市场监管。通过这些措施，我们能够建立起更加健全和有效的公共卫生管理体系。政府将专注于制定相关政策，确保其与国家法律法规相一致。执法部门将负

责对市场进行监管，以确保公共卫生工作得到有效执行。同时，地方政府也将加大对公共卫生工作的支持和投入，以确保公共卫生预防工作在实际层面得到切实贯彻。

2.建立健全突发公共卫生事件应急反应机制

从"非典"疫情中吸取教训，建立健全的公共卫生应急反应机制，以应对突发事件。在全国各地，我们需要建设相关的疫情监测机构，负责对疾病或疫情进行分析和判断。特别是在面对重大传染性疾病时，我们需要迅速采取相应的应对措施，并有效控制疫情的扩散。同时，我们也需要提高应急救治的能力，以应对重大疾病的发生。

3.政府加大财政支出，提供保障

政府应加大对公共卫生工作的财政投入，还应当认识到乡镇层面的公共卫生工作的重要性，并将其作为优先发展的领域。这意味着政府需要提供充足的经费支持，以确保乡镇公共卫生部门能够有效开展工作。这些经费可以用于人员培训、设备采购、基础设施建设等方面，以提高乡镇公共卫生管理的能力和水平。充足的经费投入不仅可以改善乡镇公共卫生设施和服务，还可以吸引更多专业人才从事公共卫生工作。这有助于提升乡镇公共卫生管理的专业化水平，以及有效应对疾病预防和控制的挑战。

4.建立健全的网络信息系统

为了能够及时了解公共信息并有效地应对重大疫情事故，我们需要建立完善的信息公开制度和电子化的网络信息系统。这样一来，整个社会都能够及时获取必要的信息，而电子化的系统则能够提前预警可能出现的危险。

信息公开制度的建立意味着政府和相关机构需要主动公开与公共安全、公共健康等相关的信息，包括疫情数据、防控措施、突发事件处理方案等。这样可以让公众和专业人士了解当前的情况和前沿信息，增强整个社会的应对能力。

同时，电子化的网络信息系统能够收集、整理和分析大量数据，通过数据挖掘和模型预测等方法，提前预见可能出现的危险因素。一旦发生重大疫情事故，系统可以根据预先设定的应急方案快速作出处理，将危险因素控制在一定范围之内，以减少损失和避免扩大影响。

第三章 医疗机构公共卫生管理

第一节 医疗机构公共卫生管理机制与改革

医疗机构作为卫生健康体系的核心组成部分，在公共卫生管理中发挥着至关重要的作用。随着社会的发展、人口结构的变化以及各类公共卫生挑战的日益复杂，医疗机构公共卫生管理机制的优化与改革成为保障公众健康、维护社会稳定的关键议题。良好的公共卫生管理机制能够提升医疗机构应对突发公共卫生事件的能力，促进疾病预防控制工作的有效开展，确保医疗卫生服务的公平性与可及性。

一、医疗机构公共卫生管理机制的现状

（一）管理架构与职责

目前，多数医疗机构已建立了相对完善的公共卫生管理组织架构，设立了专门的公共卫生管理部门，负责统筹协调医院内部的公共卫生工作。这些部门承担着疾病监测、疫情报告、感染控制、健康教育等多项职责。然而，在实际运行过程中，存在职责划分不够清晰、部门间协调配合不足的问题。例如，临床科室与公共卫生管理部门在疫情信息收集与上报环节可能出现沟通不畅，导致信息延误或不准确。

（二）人员队伍建设

医疗机构拥有一支专业的卫生技术人员队伍，但在公共卫生专业人才方面相对薄弱。一方面，部分医护人员对公共卫生知识和技能的掌握不够全面，缺乏系统的公共卫生培训，在应对复杂公共卫生问题时能力有限。另一方面，公共卫生专业人才的激励机制不够完善，导致人才流失现象时有发生，影响了公共卫生管理工作的质量和持续性。

(三) 信息系统建设

随着信息技术的发展，医疗机构在公共卫生信息系统建设方面取得了一定进展。一些医院建立了疫情监测报告系统、医院感染管理信息系统等，提高了信息收集和处理的效率。但整体来看，信息系统存在数据标准不统一、信息共享程度低的问题。不同地区、不同医疗机构之间的信息难以有效整合，限制了公共卫生决策的科学性和及时性。

(四) 应急管理机制

经历多次公共卫生事件的考验，医疗机构逐步建立了应急管理机制，制定了应急预案，开展了应急演练。然而，应急管理机制仍存在一些短板，如应急物资储备的种类和数量难以满足大规模突发事件的需求，应急响应的启动和终止标准不够明确，应急队伍的实战能力有待进一步提高等。

二、医疗机构公共卫生管理机制改革的策略

(一) 完善管理架构与协同机制

明确各部门在公共卫生管理中的职责，建立健全部门间的协同工作机制。例如，建立定期的沟通会议制度，加强临床科室与公共卫生管理部门之间的信息共享和协作。同时，加强医疗机构与社区卫生服务机构、疾病预防控制中心等外部机构的联动，形成医防融合的公共卫生管理模式，实现疾病预防、治疗和康复的全程管理。

(二) 加强人才队伍建设

加大对公共卫生专业人才的培养力度，在医学院校课程设置中增加公共卫生相关课程，提高医学生的公共卫生素养。对在职医护人员定期开展公共卫生培训，包括传染病防控、流行病学调查、医院感染管理等，提高其应对公共卫生事件的能力。建立完善的公共卫生人才激励机制，提高其薪酬待遇和职业发展空间，吸引和留住优秀人才。

(三) 推进信息系统整合与共享

制定统一的数据标准和规范，整合医疗机构内部以及不同医疗机构之间的公共卫生信息系统。建立区域公共卫生信息平台，实现疫情监测、患者信息、医疗资

源等数据的实时共享。利用大数据、人工智能等技术，对公共卫生数据进行深度分析，为决策提供科学依据。例如，通过分析疾病流行趋势，提前做好医疗资源的调配和防控措施的部署。

（四）强化应急管理体系

完善应急预案，明确应急响应的启动和终止标准，细化各部门和人员在应急处置中的职责。加强应急物资储备管理，建立科学的储备目录和储备机制，确保应急物资的充足供应。定期开展实战化应急演练，提高应急队伍的协同作战能力和应急处置水平。同时，加强与其他部门的应急联动，形成全社会共同应对公共卫生事件的合力。

（五）创新服务模式，满足多元化需求

树立以患者为中心的服务理念，将公共卫生服务与医疗服务有机结合。在提供基本医疗服务的同时，开展个性化的预防保健、健康教育、心理健康咨询等服务。利用互联网技术，开展线上公共卫生服务，如远程医疗、在线健康管理等，提高服务的可及性和便捷性。

（六）加强国际交流与合作

积极参与国际公共卫生合作项目，与国际组织和其他国家的医疗机构建立广泛的合作关系。加强信息交流与技术共享，及时掌握国际公共卫生前沿动态。引进国外先进的公共卫生管理经验和技术，提升我国医疗机构公共卫生管理的国际化水平。同时，积极向国际社会分享我国在公共卫生管理方面的成功经验和做法，为全球公共卫生事业作出贡献。

第二节　公立医院与疾病防控管理

一、公立医院在疾病防控中的不足

（一）疾病防控重要性的意识不足

目前正值"十五五"规划制订时期，公立医院普遍都启动了"十五五"规划的编制工作，但很多医院管理者并没有将疾病防控的基础建设、人员建设和流程管理

放入规划，其政治意识淡薄，大局意识欠缺。要让医院管理者认识到公立医院的功能定位，公立医院不仅在学科建设、科研教育上非常重要，更是国家卫生和防疫工作的一个重要组成部分，在预防和救治环节都发挥着不可替代的作用。

（二）基础设施和学科建设投入不足

对疾病防控工作的意识不到位，导致很多医院在对未来疫情防控的工作中没有任何投入。公共卫生救治能力是在新时代特殊时期下对公立医院建设提出的挑战。具体表现在以下两个方面：一是医院应急救治基础设施条件相对落后、装备水平不高，突出表现为发热门诊的空间布局和资源配置不足，规范化管理有待进一步加强；二是传（感）染、急诊创伤、呼吸、重症医学和院感（感控）等公共卫生相关学科建设较为薄弱，人才储备、技术力量和空间布局相对不足，应急反应和救治能力、实验室快速检测能力、传染病防治科技创新能力有待进一步增强。

（三）疾病防控管理机制待加强

医院疾病防控的内部管理机制有待进一步加强，包括院内应急响应和指挥体系，出入口、道口、楼宇和重点区域的管控，筛查甄别、监测预警和信息上报流程和机制。建立并完善多学科会诊和医疗救治制度、院内资源调动和平战结合的管理制度（如床位应急腾空、队伍集聚、物资设备储备保障等）。

二、公立医院提高疾病预防控制水平的措施

（一）强化疾病监测与预警体系

1.完善监测网络

公立医院应建立覆盖全面、灵敏高效的疾病监测网络。在医院内部，各科室要密切配合，及时收集和报告各类疾病的发生、发展情况。例如，门诊和急诊科室需对前来就诊的患者进行症状监测，详细记录发热、咳嗽、腹泻等常见症状的患者信息，尤其是聚集性病例和不明原因疾病患者。同时，加强与社区卫生服务中心、基层医疗机构的合作，构建上下联动的监测体系，确保能够及时获取基层的疾病信息，形成全方位的监测网络。

2.提升监测技术

引入先进的疾病监测技术和设备，提高监测的准确性和及时性。例如，利用信息化手段实现电子病历系统与疾病监测系统的对接，自动采集患者的诊断信息、检验检查结果等，减少人工填报的误差和延误。应用大数据分析技术，对海量的监

测数据进行深度挖掘，分析疾病的流行趋势、传播特征等，为早期预警提供科学依据。此外，加强实验室检测能力建设，配备先进的检测仪器和专业技术人员，能够快速、准确地对病原体进行鉴定和分型，为疾病诊断和防控策略制定提供有力支持。

3.健全预警机制

制定科学合理的预警标准和流程，一旦监测到异常的疾病发生情况，能够迅速启动预警。建立多部门协作的预警响应机制，当发出预警信号后，医疗救治、感染控制、后勤保障等相关部门要立即行动，做好应对准备。同时，加强与上级卫生行政部门、疾病预防控制机构的信息沟通，及时报告预警信息，确保在更大范围内采取防控措施，防止疾病的扩散蔓延。

（二）加强医院感染防控

1.完善感染防控管理制度

医疗机构要建立健全完善的医院感染防控管理制度，明确各部门、各岗位在感染防控中的职责和工作流程。制定严格的消毒隔离制度，规范医疗器械、病房环境等的消毒操作流程，确保消毒效果。加强对医务人员的培训和考核，使其熟悉掌握感染防控知识和技能，严格遵守无菌操作原则，避免因医务人员操作不当导致感染传播。

2.强化重点部门和环节管理

重点加强手术室、重症监护室、新生儿病房、血液透析室等感染高风险部门的管理。这些部门要严格控制人员流动，加强环境清洁消毒，定期进行空气、物体表面等的微生物监测。在诊疗操作环节，如侵入性操作、手术等，要严格执行操作规程，做好防护措施，防止病原体侵入患者体内。同时，加强对医院污水、医疗废物的管理，确保其安全处理，防止污染环境和传播疾病。

3.开展感染防控监测与评估

定期开展医院感染监测工作，收集、分析医院感染病例的发生情况、病原体分布等信息，及时发现感染防控工作中的薄弱环节。通过感染防控效果评估，不断调整和完善防控措施，持续提高医院感染防控水平。例如，开展目标性监测，对特定科室、特定人群的医院感染情况进行重点监测，有针对性地采取防控措施，降低感染发生率。

(三) 提升传染病救治能力

1.加强传染病救治队伍建设

培养一支专业素质高、应急能力强的传染病救治队伍是提高传染病救治水平的关键。公立医院要定期组织医务人员参加传染病诊疗知识培训，邀请专家进行授课，学习最新的诊断标准、治疗方案和防控策略。加强应急演练，模拟不同类型传染病的爆发场景，提高医务人员的应急处置能力和团队协作能力。鼓励医务人员开展传染病相关的科研工作，探索新的治疗方法和技术，提高救治效果。

2.完善传染病救治设施设备

按照传染病救治要求，合理规划和建设传染病病房，配备必要的救治设备和防护物资。传染病病房要具备独立的通风系统、污水处理系统等，防止病原体传播扩散。配备先进的诊断设备，如CT、检验检测仪器等，能够快速、准确地对传染病进行诊断。储备充足的防护用品、药品和医疗器械，确保在传染病暴发时能够满足救治需求。

3.建立多学科协作救治模式

传染病的救治往往需要多个学科的协同配合。医疗机构应建立以感染科为核心，呼吸内科、重症医学科、检验科、影像科等多学科参与的协作救治模式。各学科专家共同参与病例讨论，制定个性化的治疗方案，提高救治成功率。加强与上级医院、其他医疗机构的沟通协作，建立远程会诊机制，及时获取专家指导意见，为疑难重症患者提供更好的救治服务。

(四) 强化健康教育与健康促进

1.开展多样化健康教育活动

公立医院要充分利用自身资源，开展形式多样的健康教育活动。在门诊、病房设置健康教育宣传栏，定期更新疾病预防、健康生活方式等相关知识。开展健康讲座，邀请专家为患者及家属讲解常见疾病的防治知识、合理用药、饮食营养等内容。利用多媒体手段，制作健康科普视频、动画等，通过医院电视、网络平台等进行播放，提高健康教育的趣味性和吸引力。

2.提供个性化健康指导

医务人员在诊疗过程中要根据患者的病情、生活习惯、健康需求等，为患者提供个性化的健康指导。例如，对于患有高血压、糖尿病等慢性疾病的患者，指导其合理饮食、适量运动、规律服药等自我管理方法；对于传染病患者，告知其隔离措施、康复注意事项等。通过个性化健康指导，提高患者的健康素养和自我保健

3.推动健康促进医院建设

以创建健康促进医院为契机,将健康促进理念融入医院的管理和服务全过程。营造健康的医院环境,如设置无烟区、提供健康饮食选择等。加强与社区、学校、企业等的合作,开展健康促进活动,推广健康生活方式,提高公众的健康水平。同时,通过健康促进医院建设,提升医院的社会形象和服务质量。

(五)加强与相关部门的协作

1.与疾病预防控制机构紧密合作

公立医院与疾病预防控制机构要建立密切的信息共享和协作机制。疾病预防控制机构及时向公立医院提供疾病监测、疫情分析等信息,指导公立医院开展疾病预防控制工作。公立医院则要及时向疾病预防控制机构报告传染病病例、聚集性疫情等信息,配合疾病预防控制机构开展流行病学调查、标本采集检测等工作。双方共同应对突发公共卫生事件,形成防控合力。

2.与社区联动开展防控工作

加强与社区的沟通协作,共同做好社区疾病预防控制工作。公立医院为社区卫生服务中心提供技术支持和业务指导,培训社区卫生人员,提高其疾病诊疗和预防控制能力。与社区合作开展健康宣传、疫苗接种、重点人群健康管理等工作,将疾病预防控制服务延伸到社区居民身边。通过社区排查,及时发现潜在的传染病患者,做到早发现、早报告、早隔离、早治疗。

3.与其他部门协同应对公共卫生问题

在应对一些涉及多部门的公共卫生问题时,公立医院要与环保、教育、公安等部门密切配合。例如,在饮用水污染、食品安全等事件中,与环保、食品监管部门协作,共同开展调查和处置工作;在学校传染病防控中,与教育部门合作,指导学校做好晨午检、因病缺勤追踪等防控措施;在突发公共卫生事件应急处置中,与公安部门合作,维护现场秩序,保障防控工作的顺利进行。

第三节 综合性医院与突发公共卫生事件应对管理

综合性医院不仅负责辖区内人民的日常健康预防和医疗工作,还承担着参与突发意外事故、自然灾害等紧急救援任务的责任。例如,参与抗洪、地震和传染病疫情救援等紧急救护保障工作。这些紧急救援任务为医院提供了锻炼的机会,使其能够在应对突发公共卫生事件时发挥更大的作用。

一、做好应对突发公共卫生事件的准备

（一）制定科学合理的应急预案

为了有效控制突发公共卫生事件，综合性医院需要在平时制定科学合理的应急预案，建立应急机制，并制定和完善紧急控制措施。

（1）加强组织领导：医院应设立应急指挥部（组），统一协调各部门的参与，并明确各部门的职责，确保分工明确、责任落实。只有在高度统一的指挥下，才能最大限度地发挥各方面力量，调动所有资源，及时控制事件。

（2）科学制定预案：医院需要收集和掌握本地区各种卫生信息，包括传染病、自然灾害和其他可能发生的事故等。参考相关法律法规，并根据本地区的实际情况制定紧急措施和抢救预案。预案必须系统地反映不同情况下的指挥程序和内容，包括指挥顺序、准备行动的要求、人员和装备数量、指挥员分工等。各种保障活动必须在上级统一指挥下协调进行。

医院的预案应涵盖重大传染病、中毒事件、自然灾害和重大意外伤害等多种突发公共卫生事件。针对传染病，预案应明确简明的预防、诊断和治疗措施，易于医务人员和非医务人员理解和掌握。此外，医院还应制定大规模伤员的分类和转送标准，以合理处理伤员的分类和转运。对于自然灾害等情况，预案还应包括抢救伤员、搜救幸存者和控制疾病流行等措施。

（二）加强应急教育培训，提高应急能力

在突发公共卫生事件中，医务人员的应急处置能力和应急思维至关重要。为此，建立完善的在职培训制度对于提高医务人员的应急能力非常重要，并应纳入继续医学教育计划中。

应急培训的内容包括以下几个方面。

（1）临床医护人员流行病学方法和思维：培训医务人员应掌握流行病学调查方法和思维方式，以便快速判断和控制传染病的蔓延。

（2）突发事件应急能力：培训医务人员在突发事件中的应急处置能力，包括如何组织救治、疏散和转运伤病员，如何与其他应急救援单位协调合作等。

（3）传染病和常见中毒知识：培训医务人员对于不同传染病和中毒事件的识别、防控、治疗等知识，以提高他们在处理此类事件时的应急能力。

（4）自然灾害和意外事故状态下的救治：培训医务人员在自然灾害（如地

震、洪水等）和意外事故中的救治技能和策略，包括临时急救、伤病员分类和转运等。

（5）心理素质培训：提供心理支持和压力管理的培训，使医务人员能够在应对紧急情况下保持冷静和应对心理压力。

此外，加强演练也是必要的。通过反复演练，可以确保预案的顺利实施，并提高应急队伍的水平。演练形式可以包括紧急集结拉动、意外事故现场抢救、模拟演习等。同时，医院应加强应急机制的研究。这包括预警研究和监测预警，总结和借鉴国内外已发生的重大公共卫生事件的成功经验，修正和完善各种预案和预警指标。建立快速反应机制，以在应急事件中发挥重要作用。通过培训和演练，医务人员的应急能力和应对综合性突发事件的能力将得到提升，以更好地保障公众的健康和生命安全。

二、提高应对突发公共卫生事件的能力

为了应对突发公共卫生事件，综合性医院需要加强医疗卫生人才队伍建设。具体措施包括：

（1）制定完善公共卫生和卫生应急人才发展规划，明确人才培养、引进、使用、管理和激励的政策措施。

（2）建立健全人员准入制度，确保人员的专业素质和能力符合应急需求。

（3）加强人才培训和继续教育，提高医疗卫生人员的应急能力和知识水平。

（4）完善人员待遇保障机制，提高医疗卫生人员的工资待遇、社会保障和福利待遇，增强他们的工作积极性和稳定性。

（5）建立科学的考核评价体系，对医疗卫生人员的应急工作表现进行评估和激励，激发其积极性和创造性。

（6）加强国际交流与合作，吸引和培养具有国际视野和专业技能的医疗卫生人才，提高应对国际突发公共卫生事件的能力。

（7）加强人才队伍建设，提高医疗卫生人员的专业素质和应急能力，为突发公共卫生事件的应对提供坚实的人力支持。

第四节 社区卫生服务管理

社区卫生服务是社区建设的重要组成部分，是在政府领导、社区参与、上级卫生机构指导下以解决社区主要卫生问题、满足基本卫生服务需求为目的的基层卫

生服务。社区卫生服务以健康促进为目标理念,是提高人民群众健康水平的重要保障。

发展社区卫生服务是社会发展的客观需要,也是人民群众的主观需求。同时也为面对当下人口老龄化进程加快、医疗费用过快增长、医疗服务的效率下降、补偿机制不合理等问题提供了解决办法。

在疫情防控工作中,社区卫生服务工作者坚守在一线,全身心投入,立足基层,把守关口,在服务中抓好防控,在防控中做好服务,为疫情防控工作做出了积极贡献。落实疫情防控措施,适应居民日常诊疗需求,最大限度地降低交叉感染风险。守住社区防线,严防疫情输入与扩散,实施网格化管理,发挥家庭医生的服务优势,提升疫情防控精度和高效性。

社区卫生服务强调以预防为主,防治结合,将预防保健落实到社区、家庭和个人,搞好居民健康服务。社区卫生服务可以将广大居民的多数基本健康问题解决在基层。能够调整城市卫生服务体系结构,提高医疗效率、节省医疗资源、降低医疗成本,满足更多人的医疗需求。

一、社区的概念

社区是指若干社会群体或社会组织聚集在某一地域里所形成的一个生活上相互关联的大集体。社区不完全等同于"行政区域"。两者有联系,也有区别。

社区是个人及其家庭日常生活、社会活动和维护自身健康的重要场所和可用资源,也是影响个人及其家庭健康的重要因素。从预防工作来讲,服务的群体一般都是以周围人群为对象的,有它特定的服务半径。许多疾病的传播和流行常带有地域性,当地环境条件的优劣直接影响人的健康。

从文化上来讲,一定区域有着特定的风土人情,直接影响着人的健康行为。所以,以社区为范围开展健康促进和疾病防治就有非常明确的针对性。

从卫生服务来讲,以社区为范围,则便于医患交往,便于家庭、亲属对患者的照顾。对卫生资源消费来说,加强社区卫生也有利于节约和减轻患者的负担。更为重要的是,通过社区服务网络,能有组织地动员群众参与,依靠社区群众自身的力量,改善社区的卫生环境,加强群体健康发展的措施,以达到提高社会健康水平的目的。

二、社区公共卫生及其实施的原则

在促进社区全体居民健康的实践中应遵循以下原则。

（一）以健康为中心

人群健康策略的第一要素是关注全体人群的健康。确定社区预防服务以人的健康为中心，要求我们的服务应超越治疗疾病的范围，用更宽广的眼光去关注人群的健康问题。另外，健康不仅是卫生部门的责任，也是全社会的共同责任，所有部门都要把自己的工作和社区居民的健康联系起来，树立"健康为人人，人人为健康"的正确观念，努力维护和增进健康，促进社会的发展。从卫生部门来讲，必须将工作重点从疾病治疗转移到预防导致疾病的危险因素上来，促进健康和预防疾病，在扮演的角色上也应从提供者转换为参与者。

（二）以人群为对象

强调社区预防服务应以维护社区内的整个人群的健康为准则。如以提高社区人群的健康意识，改变不良健康行为特点的社区健康教育、社区计划免疫、妇幼和老年保健、合理营养等，都是从整个社区人群的利益和健康出发的。

（三）多部门合作

在社会和经济高速发展的今天，许多相互关联的因素如环境污染、不良生活行为习惯、社会文化因素等共同影响着人们的健康。如果要降低社区内孕产妇死亡率，那么除需要社区内卫生人员做好产前检查，教会孕产妇自我保健知识外，家庭的经济收入、卫生保健制度、夫妻双方的文化程度、卫生设施的远近都与孕产妇死亡有密切的关系。解决这些问题涉及各个不同的部门，如仅靠卫生部门一家是无能为力的。再者，社区内许多部门如民政、教育、体育、商业等都从事与健康有关的工作。

（四）人人参与

社区健康的重要内涵是支持社区确定他们自己的卫生需求，帮助群众解决自己的健康问题。因此，动员全社区的参与是社区预防服务的关键环节。要群众参与首先要让群众自己明确与他们切身利益密切相关的健康问题，行使自己的权利去改造环境，控制与健康有关的因素以确保健康的生活和促进健康。人人参与不仅是要老百姓开展与自己健康有关的事情，还应让他们参与到确定社区的健康问题、制订社区预防服务计划和评价等决策活动中来。

三、社区公共卫生制度的保障

在应对突发事件时，社区成为和市民联系最密切的组织单元。

从社区内部来看，居民作为个体纳入社区灾害防治的主体中，自主防灾救灾非常重要，邻里间互助，如疫情期间小社群、熟人网络、志愿者团队在应急自救、信息传递和互助服务等方面发挥了重要作用。

从社区外部来看，城市政府统一部署及社区间合作都成为社区抵抗突发事件的重要支持，同时，社区在维持自身运转保证居民人身财产安全的同时也为城市整体正常运行提供了条件。社会治理韧性的提升需要协同政府、社区、公众这些主体，保证社区整体系统的稳健效率和有序运行。

政府层面推进制度、政策及规划制定，全方位开展社区韧性多方面定性、定量评估，并将评估结果作为社区改造和更新的指导。在此基础上加快编制韧性社区规划建设的针对性文件。

完善应急规划体系，关注全时段规划与管控。韧性的目标阶段涉及抵抗、恢复和创新能力提升，对应于现实情况，城市应急体系规划应涵盖长期指引、近中期行动、具体工程建设的全过程。

推进公众深度参与社区规划与建设。探讨社区规划体系和政策，完善社区管理制度，合理探讨公众参与深度，鼓励公众投身到社区规划、社区管理等更广泛的工作中。

四、社区卫生服务管理的基本方法

（一）社区卫生服务管理方法体系

社区卫生服务管理方法体系的构建需要以方法论作指导。方法论是人们用于认识世界、改造世界的一般方式、方法的学说。社区卫生服务管理的方法论体系，是应用现代管理原理的基本观点来解决社区卫生服务管理活动问题的方式、方法的学说的理论体系。现代科学的方法论——系统论和还原论等则是形成社区卫生服务管理方法体系的理论基础。

1.社区卫生服务管理方法体系的理论基础

系统方法是把所要研究的对象作为一个整体系统来看待，着重从系统的整体与组成系统的要素、要素与要素、系统与环境之间的相互联系、相互作用的关系中，综合地观察对象，以达到全面、准确地了解对象，并对存在问题做出最佳处理的方法，是综合研究和处理有关对象整体联系的方法。

还原方法是由高到低、向下进行研究的,其实质就是分析。近代科学的形成和发展主要是通过实验方法,尤其是分析方法的运用。其特点是从部分了解整体,从微观了解宏观,从低级运动了解高级运动,把研究对象分解成若干部分,一部分一部分地去认识每一个环节,使科学研究逐步深化、走向精确和严格的道路。必须明确的是,还原论与系统论、分析和综合,绝非彼此排斥、互不相容。

现代科学的方法论从还原分析转向系统综合,只是对还原论的辩证否定,并非完全抛弃。还原论与系统论都重视整体与部分的内在联系,强调健康与疾病不脱离一般的物理、化学规律,因而必须进行分解和还原。但是,还原论认识的重点在部分,忽略整体性;系统论认识的重点在整体,强调从整体出发认识各组成部分。还原论过分强调部分对整体的基础决定作用,片面强调"向下"的认识途径;系统论则强调"向下"和"向上"两种认识途径,即一方面肯定部分对整体的基础决定作用,另一方面也肯定整体对部分、环境对整体的支配和控制作用。现代科学的系统方法是将还原分析与系统综合相结合。系统综合以还原分析为基础,没有分析,对组成整体的各要素就没有正确细致的认识,系统综合就无从谈起。还原分析的方法打开了通往微观和细节的道路。正是由于还原分析和系统综合的运用,将分析与综合相结合、静态与动态相结合、宏观与微观相结合、定性与定量相结合,并通过多学科的渗透和新技术的采用,才有社区卫生服务管理方法的逐步形成与发展。

社区卫生服务管理系统的整体功能形成,既取决于系统结构的有组织方式及其有组织程度,又取决于系统结构与其外部环境之间的关系,取决于这种关系的有组织方式及其有组织程度。因此,社区卫生服务管理方法要充分体现建立在系统科学基础之上的系统组织观和唯物辩证法的联系观,通过对社区卫生服务机构固有的内在组织性、层次性,以及该系统所具有的结构性、功能性、整体性、开放性等普遍性特征的认识、总结、归纳、演绎,形成符合中国国情的社区卫生服务管理方法体系。

2.社区卫生服务管理方法体系框架

社区卫生服务管理方法体系包括管理学基础的相关管理方法、社区卫生服务管理专业基础的相关管理方法和社区卫生服务管理学方法三大部分。实际上,这些管理方法就是为使被管理系统的功效不断得到提高所采取的手段、措施和途径等。社区卫生服务管理方法研究的问题:

(1)管理方法的分类。

(2)各种管理方法的结构、特点、形成和发展,以及应用时的基本原则和范围。

(3)探讨各种管理方法的单独作用,以及进一步考察各种管理方法间的联系、组合、互补，各种管理方法在管理中的作用、地位和在不同管理领域中的配合应用。

社区卫生服务的科学理论和社区卫生服务管理的科学方法之间有着密切的内在联系。社区卫生服务管理方法的产生和发展依赖于社区卫生服务科学理论的产生和发展，社区卫生服务管理方法的发展又促进社区卫生服务科学理论的发展，社区卫生服务科学理论同时又具有社区卫生服务管理方法论的性质。当代社区卫生服务管理方法论的基本趋向是多元化，即不同概念、方法之间的相互趋向、相互渗透、相互包容、综合集成。

（二）循证卫生管理方法

循证卫生管理（evidence-based management in health，EBMH）是遵循科学证据的卫生管理。它是将卫生管理者个人的管理实践和经验与客观的科学研究证据结合起来，将正确的卫生管理方案、最有效的卫生管理方法和最佳的卫生管理技术用于卫生管理过程之中。强调应运用卫生管理流行病学和卫生管理统计学的研究方法与卫生管理紧密结合。并从战略的高度、方案的设计、最佳方案的选择与决策、管理方案的实施、管理效果的评价和调查研究方法等许多方面，多角度深入阐述应该怎样找证据，如何判断证据的可靠性与可信度，证据是否客观，怎样避免偶然性和偏倚。

现代循证卫生管理倡导寻找目前最佳证据，以科学的态度，分析、运用证据，充分发挥卫生管理者个人的专业技能和管理经验，认真考虑管理对象的价值和愿望，慎重地进行管理决策，充分体现了现代卫生管理的科学性、先进性、系统性要求。不断寻求最佳科学证据，进行最佳卫生管理决策，是科学的哲学认识论和实践观在卫生管理实践中的体现。因此，循证卫生管理也给当代卫生管理者提出了更高的要求，并遵循以下基本原则：

（1）掌握卫生管理流行病学和卫生管理统计学方法，善于开展和验证卫生管理研究的有效性，提炼科学证据用于指导卫生管理实践。

（2）善于观察和发现卫生事业管理中的问题，提出课题设计和参与管理课题研究，积极参与求证。

（3）学会利用信息技术与文献检索方法查询、选择、评估、运用最新原始文献，不断获取和更新卫生管理知识，开阔眼界、拓宽思路。

（4）在管理实践中，不仅要关注近期效果，更要注意远期效果，不仅要考虑卫生政策的作用，更要考虑其不良反应及经济和社会价值等多种因素，选择最佳方案，取得满意效果。

现代卫生管理科学飞速发展，管理技术日新月异，但它的目的还是找证据，证据成立了，管理诊断才能成立，管理方案也才有基本。寻找卫生管理的证据是关系到卫生事业成败的大事，然而这在很大程度上取决于方法的重要性。正确的方法能带来革命性的变革，影响深远。循证卫生管理的核心思想，是在最好的卫生管理研究基础上，结合卫生管理者个人的管理经验做出管理决策。"证据"是循证卫生管理的基础，它主要来源于卫生管理文献的研究报告，特别是采用设计合理、方法严谨的卫生管理研究依据。因此，在社区卫生服务的循证管理中，卫生服务调查与研究方法、测量与评价方法就显得格外重要。

（三）社区卫生服务管理的常用方法

1.卫生行政管理方法

卫生行政管理方法是依靠卫生行政机构和领导者的权力，通过强制性的行政命令直接对管理对象产生影响，按照行政系统管理的方法。行政管理方法和手段主要有政策、指令性计划和规划、指示、命令、规定、奖惩等，它们以书面形式（如文件）或口头形式（如直接面授、召开会议、电话等）把卫生管理信息传给被管理者。它要求管理的组织系统有连续的自上而下的指挥能力。它产生效力的动力根源在于国家政权的权威性。管理的主动方与被动方是上下级关系，下级服从上级是行政管理方法的基本原则。此外，行政管理方法的强制性在于维护纪律，使被管理者处于被动地位。但其管理者与被管理者的内在动力的产生与保持，还有赖于经济方法的激励和政治思想教育的引导。

2.经济管理方法

经济管理方法是利用经济规律和经济杠杆进行管理，也就是依靠经济组织，按照客观经济规律的要求，运用经济手段进行的管理。经济组织是指有独立经济利益的组织机构。经济手段是贯彻物质利益原则，使被管理者的行动与他的经济利益联系起来，并加以引导和控制的方法。物质利益原则是按劳分配原则，兼顾国家、集体和个人三方面利益的原则，经济管理方法是依靠经济关系的力量进行管理。其实质就是把经济利益转化为对管理单位、对个人的激励，充分发挥物质利益的动力作用。同时，在管理中运用经济方法必须要有相应的经济立法作为保障，要和行政方法、思想教育方法有机配合，综合运用，才能充分发挥经济管理方法的作用。

3.法律管理方法

法律是由国家统一制定的、相对稳定的行为规范，人人必须遵守。在社会主义制度下，法律反映的是全体人民的意志，因此，"在法律面前人人平等"是利用法律进行管理的基本原则。法律具有普遍的约束力，要求一律遵行。法律管理方法是依靠国家法律的强制力,对管理活动中不法行为加以禁止及合法行为加以保护。它一般是在形成法律关系的双方中,一方对另一方权利与义务的制约。这种制约规定了被管理单位或个人行为的下限。目前,卫生方面的法律法规正在不断完善,社区卫生服务管理者必须熟悉和掌握有关卫生法律法规,依法行政,依法行医,依法保护所有患者和广大医务人员的合法权益。法律管理方法只有在一定立法基础上才能实行,它主要是"法治",但也只有与行政方法、思想教育方法相结合,才能发挥巨大作用。

4.思想教育方法

思想教育方法是利用人们对真理的追求来激发人们的动机,启发人们自觉地指向共同的理想和目标并采取措施。思想教育包括以下几个方面:马克思主义原理的教育;宣传贯彻党在一定时期的路线、方针、政策;共产主义理想、信念和道德的教育;同社会主义所有制相适应的权利观念和组织纪律观念的教育;为人民服务的献身精神和共产主义劳动态度的教育;社会主义的爱国主义和国际主义的教育等等。思想教育是管理人、处理人际关系的重要方法。它是建设社会主义政治文明、精神文明和社会文明,造就"四有"人才的根本手段。它的目的在于提高人的政治思想觉悟,即确立科学的世界观和革命的人生观,树立高尚的道德品质;调动人们的积极性。在管理中运用其他管理方法时都需要思想教育方法与之相配合。

5.咨询顾问的方法

这是管理者根据工作的需要向咨询顾问机构或咨询顾问人员提出问题,请求解答的方法。咨询顾问的方法是将各种研究或咨询机构、组织纳入决策系统的决策方法,是现代管理决策方法之一。随着卫生改革的深入发展,卫生决策的问题越来越复杂,其内容涉及政治、经济、技术、环境等多种因素,这就要求卫生管理者必须具备多方面的知识。但是,任何高明的卫生管理者和决策者的知识与才能总是有限的,因此面对纷繁复杂的问题就很难做出科学而准确的决策。于是,各种信息咨询组织便应运而生。在国外,有"智囊团""思想库""脑库""咨询公司""信息公司"等组织。在我国,各级政府部门的"政策研究室""经济技术社会发展研究中心""专家顾问委员会"等,以及民间的各种信息、咨询公司也属于这类组织。信息咨询组织集中了许多学科专家,形成了"集体大脑",在经常收集大量信息、参与重大决策课题研究的基础上,为政府和社会提供信息咨询服务,以及多种决策备选方案,从而促进了管理与决策的科学化。

6.调查研究方法

调查研究方法是社区卫生服务管理的重要基础,这种方法的核心是以社区卫生服务系统或社区卫生服务系统中的某要素为现象,深入实际去了解情况,充分占有第一手材料。通过对第一手材料的认真分析，得出系统或要素的发展形式，并探询这些形式的内在联系与规律。现代调查研究方法有两个基本特点：

（1）随着社会的发展，社区卫生服务活动的时间和空间在不断扩大，因此，调查研究必须社会化。

（2）社区卫生现象本来就是复杂的，不仅受各种客观因素的干扰，而且受人的主观因素的影响，因此，调查研究方法必须科学化。

7.综合分析管理方法

对不同的卫生现象或同一现象的不同侧面进行分解和组合的研究方法。分析是把复杂的卫生现象分解成各个组成要素，剖析每个组成要素的基本性质与特征；综合则是把卫生现象的各个要素联成一个整体来研究。没有分析就没有综合，没有综合也谈不上分析，只有通过对卫生现象内部矛盾进行具体的分析，纵观其矛盾的主体，才能把握卫生内部的、本质的、必然的联系，把握社区卫生服务活动的发展趋势。

8.现代管理方法

利用现代科学技术成果与社会科学的最新成就进行管理的方法。现代管理方法强调被管理对象战略发展的预测和决策，重视系统理论、行为科学的研究和应用。运用数学方法、电子计算机和网络技术进行管理。它以科学发展观为指导，以经济科学为基础，以人为本，以人才理论为核心内容，运用现代管理科学原理和科学方法，分析处理现代管理过程中的各种问题，严格按照事物发展的客观规律进行管理。

第四章 流行病研究设计与统计分析在公共卫生管理中的应用

科学研究是通过实验或观察取得信息，并对信息进行处理、分析的过程，目的是发现、分析和解决问题。流行病学研究主要应用流行病学方法，研究疾病、健康和卫生事件的分布及其决定因素，提出合理的预防保健对策和健康服务措施，并评价这些对策和措施的效果。

流行病学研究的基本过程包括选题（立题）、设计、观察或实验、资料整理、数据统计分析及理性概括等，其中，数据管理与分析贯穿整个研究过程。科学合理地进行数据管理和统计分析，对流行病学研究结果的客观解读和应用价值至关重要。

第一节 流行病学研究设计与数据管理

研究设计是流行病学研究工作的起始步骤，也是最重要的环节。首先，提出研究设想，确定要回答或解决的问题，明确研究目的。其次，根据研究目的确定相应的分析指标，通过调查和实验收集研究数据。

研究实施是保障研究设计的科学性和研究质量的重要环节。研究实施是在严格设计的基础上进行观察和实验，收集相关的数据资料，并对数据进行整理和统计分析，结合归纳、演绎和推理，最终验证所提出的假设或回答所要解决的问题。

数据管理和统计分析贯穿于流行病学研究设计和实施的整个过程中。在研究设计时即应该明确所要收集的数据类型、测量方法、统计分析方法和指标。实际上，流行病学研究实施过程也可以被认为是数据收集（data collection）、数据整理（data processing）、统计分析（statistical analysis）和结果解释（interpretation）的过程。

第四章 流行病研究设计与统计分析在公共卫生管理中的应用

一、研究目的和研究对象的确定

(一)确定研究目的

各项流行病学研究虽然目的不同,但从统计学角度来说,可以解决下列两个问题。

1.描述参数(parameter)

用以说明和推断总体水平。如通过抽样调查可了解某地学龄儿童的身高和体重水平。

2.研究变量间的关系

通过统计学联系来推断因果关系。如通过探讨暴露和疾病之间的因果关系、评价某种预防措施或药物的防治效果等。

研究的目的需要通过具体的指标来阐明。确定研究目的是选定研究指标的依据,而研究指标又是研究目的的具体体现。

(二)确定研究对象和观察单位

根据研究目的和指标,确定研究对象和观察单位(observation unit),即确定研究总体的同质范围。如评价某药物对高脂血症的治疗效果,研究总体应包含所有患高脂血症的个体,研究对象应该是总体的一个代表性样本,观察单位是样本中每一个患高脂血症的个体。

二、研究设计类型的选择

流行病学研究设计类型包括描述性研究(普查和抽样调查、生态学研究、个案调查和病例分析等)、分析性研究(病例对照研究、队列研究)和实验性研究(临床试验、现场试验和社区干预试验)等。设计类型的选择主要取决于研究目的和客观条件。如评价某药物的疗效,可采用临床试验研究设计;如探索某罕见病的危险因素,可采用病例对照研究设计;为了解某种暴露与疾病的关系或某病预后的影响因素,可采用队列研究设计。

不同类型的研究,数据管理和统计分析方法和指标选择有所不同,应掌握每种具体方法的应用条件,科学合理地选用。

三、样本含量的估计

样本含量(sample size)的估计是流行病学研究设计的一个重要内容。基础医学研究一般采用动物实验，研究条件易于标准化，样本含量相对容易确定。流行病学研究对象通常为人群样本，所以影响研究结果的因素多而复杂，研究变量变异较大，样本含量的估计更为重要。样本含量大小主要取决于研究单位的变异大小、两组或多组可能差异的大小、精确性（容许误差）的要求、第Ⅰ类错误（α）和第Ⅱ类错误（β）的设定。不同研究设计可用各自样本含量计算公式来估计，也可采用专门的软件来估算。样本含量的大小至少满足"统计学效率"。

四、研究指标的确定和调查表的设计

（一）研究指标的确定

研究指标的确定主要取决于研究目的和分析手段，原则上选择在研究现场可以客观、准确获得的指标，通常包括一般情况（如姓名、性别、出生日期、出生地、民族、文化程度、职业等）、行为生活方式（如饮食习惯、体力活动等）、既往史（如吸烟史、饮酒史、妇女月经生育史、职业暴露史、个人疾病史、家族遗传史等）、体格检查（如体重、血压等）和实验室检验（如血常规、生化检验等）等指标，而基础研究项目相对较少、较明确。

（二）调查表的设计

调查表是通过把拟收集的研究指标用恰当的措辞构成一系列问题的"答卷"，又称"问卷"（questionnaire）。它是调查研究资料收集的最主要工具。如何设计调查表取决于研究目的、方法和分析手段，关键在于保证所获得信息具有全面性、针对性、准确性和可靠性。

五、数据收集、管理与质量控制

（一）流行病学研究的质量控制

质量控制是决定研究结果科学性的关键。调查研究所获取的数据只有准确地反映客观现实，通过归纳、比较、推理所获得的结果才具有科学性和可靠性，否则就会产生系统误差（systematic error），即偏倚（bias）。偏倚主要包括选择性偏倚（selection bias）、信息偏倚（information bias）和混杂偏倚（confounding bias）3类。只有通过严格的质量控制措施，才可以保证所获研究数据的准确性、可靠性和完整性。流行病学研究中的质量控制即是控制这3类偏倚对结果真实性的影响。

第四章 流行病研究设计与统计分析在公共卫生管理中的应用

(二)数据收集

原始数据(rawdata)的来源包括常规报表、实验数据和现场调查资料等。收集方式包括直接观察法(如体格检查和实验室检测分析等)和采访法(如调查、访问、信访、电话访问等)。数据收集是整个研究工作的中间环节,所收集数据的质量将直接影响研究结果的真实性与结论的正确性。收集原始数据时应制定和实施严格的质量控制措施,避免或减少信息偏倚。

(三)数据管理和质量控制

数据管理包括录入计算机前的核对、录入时的质量控制和录入后的核对、分组、编码等。

1.录入前的核对

在调查研究开始时,应采取措施保证原始数据的准确性。通常通过制订规范的质量控制系统来避免或减少调查研究中的信息偏倚。录入前的核对包括检查调查表中有无漏项、填写错误,并及时纠错等内容,录入前核对和纠错有利于数据录入。

2.录入计算机,建立数据库

可以通过统计分析软件或数据库管理软件录入调查表信息,建立数据库(database)。常用的软件有EpiData、Excel等。录入软件的选择,取决于数据量的大小(包括记录数、变量数)和对录入效率的要求等。记录数和变量数较大时,建议采用EpiData软件录入数据。如果建立了其他类型的数据库,则须最终可以将数据格式转换为统计分析软件可以读取的数据格式,例如Excel格式。

3.录入后处理

主要包括逻辑核对、编码、新变量的建立和变量转换等。

(1)逻辑核对(logic checking):在数据库或统计分析软件中通过排序(sorting)等方法查看极大值或极小值,再重新核对某些极端值,以决定取舍或修正。

(2)建立新变量和数据编码(coding):有时需要根据连续变量值对个体进行分类,如根据血压值判定是否为高血压患者,或根据既往有无糖尿病病史或口服葡萄糖耐量试验(OGTT)血糖值综合判定其是否为糖尿病患者或分型,此时需要建立新变量和重新编码。

建立新变量是将数据编码和转换的结果赋值于新变量。如新建立"DM"变量,"1"表示糖尿病患者,"0"表示非糖尿病患者;又如建立"BMI"变量表示体质指数(BMI),根据体重"weight"和身高"height"两个变量值,利用公式对"BMI"赋值。

（3）变量转换（transforming）：对于名义变量（如血型、性格类型等），因为各类别间并不成等级关系，在进行多因素分析（如多元线性回归分析、logistic回归分析，Cox回归分析）时，不能使用原始数值，必须进行变量变换，将该变量转换成 $n-1$（水平数-1）个哑变量（dummy variable），再将这些变量纳入多因素模型中。

第二节　流行病学研究的数据类型与常用统计分析方法

一、流行病学研究的数据类型

整理和统计分析资料时一般先区分数据的类型。流行病学研究数据大体上可分为3种类型：定量数据（quantitative data）、等级数据（ordinal data）和名义数据（nominal data）。

（一）定量数据

用定量的方法测量每个观察单位的某项（或几项）指标，所得的数据资料称为定量数据，又称计量资料（measurement data）。每个观察个体的某项指标记一个数值，如身高、血压、白细胞计数等。定量数据又可分为两类：一类是离散型数据（discrete data）或间断型数据（discontinuous data），它们往往是一种计数，如每名儿童口腔中的龋齿数、一个显微镜视野下的阳性细胞数等，这种计数只能是0和正整数，不会是负数，也没有小数点；另一类是连续型数据（continuous data），在理论上任何两个数值之间都还有无穷个数据，如身高在165.5 cm和165.6 cm之间理论上存在着无穷个数据。

（二）等级数据

将观察单位按某种属性的不同程度分组，所得的各组观察单位数为等级资料，又称有序分类数据（ordinal data）或半定量数据（semi-quantitative data）。这类数据一般无单位，但组与组之间有大小之分，或程度差别，而组内不分大小。例如临床疗效痊愈、显效、好转和无效。

（三）名义数据

各类数据之间没有顺序或等级关系。如白细胞分类的中性粒细胞、淋巴细胞、

第四章 流行病研究设计与统计分析在公共卫生管理中的应用

嗜酸性粒细胞、嗜碱性粒细胞等；又如男性和女性。

等级数据和名义数据又被称为定性数据（qualitative data）、属性资料（attribute data）或计数资料（enumerative data或count data），资料中每一观察指标是以其性质为特点的，如血型、性格类型、发病与否、病情轻重等。对计数资料作整理，主要是清点各种属性的个数，有时还需要对属性本身作归类。有些等级数据或名义数据可以分成两类，如生或死、男或女、阳性或阴性、有效或无效、暴露或不暴露、发病或未发病等，属分类数据（dichotomic data）。等级和名义数据也可以是多分类的。

选用哪种类型的数据，因研究目的和方法而不同。实际工作中，根据研究目的及合理的统计分析需要，可对这3类数据进行适当的转换或重新编码。

二、数据类型的转换

根据研究目的和统计分析的需要，定量数据和定性数据可以互相转化。例如，血压值为定量数据，但如果将一组20～40岁成年人的血压按诊断标准分"正常"与"异常"两组，再统计各组人数，则血压这一定量数据就转化成为定性数据了。又如以年龄资料为定量数据，可以按10岁为一年龄组，将人群年龄分为<10岁、10～19岁、20～29岁、30～39岁、40～49岁、50～59岁、60～69岁、70～80岁等8个年龄组，这样定量数据便转换为等级数据。又如诊断试验中，将某些阳性体征根据确诊病人的概率赋予分数，分数的多少代表确诊概率的大小，这样原来的定性数据就转化为定量数据。

在数据转换过程中，值得注意的有以下几点。

（1）虽然定量数据转换为定性数据一般比较简单，但从名义数据、等级数据转换为定量数据，则比较烦琐且容易损失数据信息。因此，在流行病学研究中收集数据或计算机储存数据时，应考虑收集定量数据，只有在数据处理时根据需要再转换为等级数据或定性数据。

（2）对两组或多组研究对象的某项指标进行统计学检验时，数据从定量转换为定性或等级数据时，统计学的效率会下降。

定量数据转换为定性或等级数据时，常用的分组切点值（cut-point value）选择方法有以下几种。

（1）以正常参考值或临床诊断标准作为分组依据。如空腹血糖值根据临床诊断标准：<6.1 mmol/L为"正常血糖=0"；≥6.1 mmol/L及<7.0 mmol/L为"糖耐量低减（IGT）=1"；≥7.0 mmol/L为"糖尿病=2"。

（2）某些定量指标尚无公认的正常参考值，可根据均数或四分位数，将其分为两组或四组。

（3）根据数据的分布特点和研究需要，自行确定数据类型，但要能对统计分析结果做出合理的解释。

三、流行病学研究常用的统计分析方法和指标

在流行病学研究中，首先应考虑研究目的和研究设计，再根据资料的类型和分布情况选择合适的统计分析方法进行数据分析。流行病学研究常用的统计分析软件有SAS、SPSS、Stata等。统计分析包括统计描述和统计推断。

（一）统计描述

1.定量数据的描述

定量数据的描述指标包括均数（mean）、几何均数（geometric mean）、中位数（median）、百分位数（percentile）、标准差（standard deviation）、变异系数（coefficient of variation，CV）、极差（range）以及偏度系数（coefficient of skewness）、峰度系数（coefficient of kurtosis）和总体95%置信区间（confidence interval，CI）。

2.定性数据的统计描述

定性数据可通过计算各种相对指标来描述，包括率（rate）、比值（ratio）或构成比（proportion）。如发病率、病死率、N年生存率、治愈率、缓解率、相对危险度（relative risk，RR）、比值比（odds ratio，OR）、标化死亡比（SMR）等。应用过程中，应注意率和比的区别。

（二）统计推断

1.假设检验

假设检验包括定量数据分布类型的假设检验——正态性检验；定量数据均数的假设检验——方差分析（analysis of variances，ANOVA），包括成组设计多个样本均数的比较、配伍组设计多个样本均数比较、多个样本均数的两两比较、多个实验组和一个对照组均数间的两两比较等；定量数据均数的假设检验——t检验；定性数据分布情况或位置的假设检验（x^2检验）等。

2.变量之间的关系分析

包括定量数据相关分析（以直线相关为例，用于双变量正态分布资料）、回归分析（包括直线回归、多元线性回归、logistic回归和Cox回归等分析）和定性数据（R×C表数据）的关系分析。

第四章 流行病研究设计与统计分析在公共卫生管理中的应用

（三）统计分析方法汇总

按应变量和自变量性质归类，相应的统计分析方法见表4-1。

表4-1 统计分析方法汇总表

应变量个数	自变量性质	应变量性质	采用的统计分析方法
1个	无自变量（1个总体）	连续且正态	单样本 t 检验
		有序或连续	单样本中位数检验
		二分类	二项检验
		分类	拟合优度检验
	1个自变量，2个水平（组间独立）	连续且正态	两独立样本 t 检验
		有序或连续	Wilcoxon-Mann Whitney 检验
		分类	x^2 检验
			Fisher 确切概率检验
	1个自变量，2个或以上水平（组间独立）	连续且正态	单因素 ANOVA
		有序或连续	H 检验（Kruskal Wallis 法）
		分类	x^2 检验
	1个自变量，2个水平（组间相关/配对或配伍）	连续且正态	配对 t 检验
		有序或连续	Wilcoxon 符号秩和检验 McNemar
		分类	x^2 检验
	1个自变量，2个或以上水平（组间相关/配对或配伍）	连续且正态	单因素重复测量 ANOVA
		有序或连续	Friedman 检验
		分类	logistic 回归分析
	2个或以上自变量（组间独立）	连续且正态	ANOVA
		有序或连续	秩变换后 ANOVA
		分类	logistic 回归分析

续表

应变量个数	自变量性质	应变量性质	采用的统计分析方法
1个	1个连续性自变量	连续且正态	相关分析
			简单线性回归分析
		有序或连续	非参数相关/logistic回归分析
		分类	单因素logistic回归分析
	1个或多个连续性自变量和/或1个或多个分类自变量	连续且正态	多因素线性回归分析
		分类	协方差分析
			多因素logistic回归分析判别分析
2个或以上	1个自变量，2个或以上水平	连续且正态	单因素ANOVA
2个或以上	2个或以上自变量	连续且正态	多变量多重线性回归分析
2组变量	0	连续且正态	典型相关分析
2个或以上	0	连续且正态	因子分析

第三节　流行病学研究数据管理和分析原则

一、忠实于原始数据

忠实于原始数据是必须具备的科学精神。流行病学研究必须遵循客观事实。流行病学研究的本质即通过观察或实验阐明疾病和健康状态的人群现象，或者通过实验动物模型模拟疾病和健康状态的发生、发展，经过科学的归纳、分析和逻辑推理得出普遍性的规律。只有客观地记录和整理原始数据，才能使所获结果接近真实情况，反映客观规律。通常，流行病学研究的结果和客观现实之间，总会存在或多或少的不一致，即误差（error），包括随机误差和系统误差。在流行病学研究过程中，应尽量通过科学的设计和严格的质量控制措施，最大限度地控制系统误差。

二、重视数据的处理过程

数据处理是统计分析前数据管理中必不可少的步骤，应给予足够的重视。数据处理的目的：一是保证分析数据的准确性，控制信息偏倚，使得分析结果客观、可靠；二是使原始数据经过编码、转换、重新赋值后符合进一步统计分析的需要。

数据处理过程往往会花费研究者大量的时间，尤其是在涉及较大规模的人群调查研究时。由于现今的统计分析软件大都具有较好的功能模块，一旦研究数据处理充分，统计分析过程就会大大简化。

三、选择合适的统计分析方法和指标

统计分析方法的选择主要取决于数据的类型，定量数据、定性数据的统计分析方法各不相同。同时，描述和统计分析方法的选择又取决于数据的分布类型，大多数统计分析方法要求符合正态分布或近似正态分布。

（一）数据转换

在选择统计分析方法时，必须遵循科学和客观的原则，只能根据研究数据的类型和分布特点来做出选择，并要求最大限度地利用数据的"统计学信息"。在不能满足正态分布条件时，可以通过适当的数据转换（如对数转换、平方根转换等）以达到要求。避免为了迎合自己的需要，而主观地选择统计分析方法和指标。

常用的数据转换类型及方法如表4-2所示。

表4-2　常用的数据转换类型及方法

数据分布	转换方法	举例
Poisson分布	平方根转换 $x' = \sqrt{x}$	水中细菌数、单位时间放射性计数等
二项分布	反正弦函数转换 $x' = \arcsin\sqrt{p}$	非传染病患病率、白细胞百分数、淋巴细胞转换率等
标准差与均数成正比关系	对数转换 $x' = \log x$	发汞含量

（二）正态性检验

流行病学研究数据分析中常用的t检验和ANOVA是统计学家根据数据为正态分布且各组总体方差相同的条件下推导出来的，因而用以分析的数据应该是正态的而且样本方差间差别无统计意义（方差齐）。正态性检验及方差齐性检验的方法见表4-3。在SPSS软件中，可通过Nonparametric Tests过程中的One-Sample Kolmogorov-Smirnov Test进行正态性检验。

表4-3 常用正态性及方差齐性检验的方法

检验内容	检验方法
正态性	用直方图或正态概率纸进行观察
	用矩法、W法或D法进行统计检验
两组方差齐性	F 检验
多组方差齐性	Bartlett 检验

一般来说，t 检验和 ANOVA 是比较稳健的。当上述前提条件有所违反时对结果影响不太大，因而在一般情况下还是可以用的，不必太多顾虑。只有在与这些前提条件要求违背比较严重时才会有重大影响。

（三）非参数统计法

当不能满足 t 检验或 ANOVA 分析的适用条件，对数据的总体分布不能确定或没有适当的转换方法时，可以用一种不依赖于某一特定的总体分布因而也与参数无关的方法，称为非参数统计法。非参数统计法往往也适用于等级数据。非参数统计法与参数法在无效假设是正确时，其效能相同。当无效假设不正确，但分布为正态时其效率稍差；当分布为非正态时，其效率优于参数法。

相应于 t 检验和 ANOVA，有以下一些非参数统计方法，如表4-4所示。

表4-4 常用非参数统计方法

设计方法	参数统计方法	非参数统计方法
配对比较	配对 t 检验	符号检验*、符号秩和检验（Wilcoxon 法）
两组比较	成组比较 t 检验	两样本等级秩和检验（Wilcoxon Mannand Whitney 法）、中位数检验**
配伍组比较	随机区组 ANOVA	M 检验（Friedman 法）
多组比较	完全随机设计 ANOVA	H 检验（Kruskaland Wallis 法）

注：* 和 ** 为效率较差的方法。

非参数方法在配伍组设计或多组比较时也有多重比较的方法可用。具体参见相关统计学书籍。

（四）分析指标的选择

对不同的研究设计类型来说，应选择合适的分析指标。分析指标的选择主要取决于研究的目的、设计的类型和所获数据信息。流行病学研究常用分析指标包括各

第四章　流行病研究设计与统计分析在公共卫生管理中的应用

种率（如发病率、患病率、死亡率、病死率、治愈率、缓解率、有效率、保护率、N年生存率、累积发病率、发病密度等），比和构成比（如比值比、相对危险度、标化死亡比、灵敏度、特异度、阳性预测值、阴性预测值等），均数（如算术均数、几何均数），以及其他特定的指标（如遗传度、分离比、伤残调整寿命年、潜在减寿年数、正确诊断指数）等。

值得注意的是，由于大多数流行病学研究的对象只能是同质总体的一个样本，因而不仅要分析每个指标的点值估计（pointe stimation），还要计算其95%的置信区间，以估计总体的95%可能范围，用样本估计总体，由"特殊"推导出"一般"的情况。

四、科学合理地解释数据分析结果

一般来说，要从统计学、逻辑学和生物医学3个方面科学、合理地解释数据统计分析结果，正确认识统计学联系和因果联系的区别，并应用因果关系判定的标准进行推断。

（一）统计学解释

1.了解不同研究设计的效率、优点和局限性

在验证病因假设时，实验研究和队列研究验证因果关系的能力较病例对照研究强；横断面研究由于同时调查某个时点上的暴露因素和疾病现况，无法确定暴露和疾病发生的时间先后顺序，验证病因假说的能力较弱；个案调查和病例分析由于未特设对照组，缺乏严谨的研究设计，一般仅能提供病因线索。

2.理解样本和总体的关系

由于流行病学研究的对象不可能包含总体中的全部个体，多为总体的一个样本，通过样本资料来推断总体。实际上，从选择研究对象的角度来说，绝大部分流行病学研究都是"抽样调查"或"抽样研究"。抽样研究的目的是用样本指标推断总体。在解释结果时要注意如下几点。

（1）应从抽样的方法、随机化程度和样本含量两方面解释样本的代表性。

（2）合理分析抽样误差和选择性偏倚对研究结果的影响。

（3）样本指标只是点值估计，应推算抽样总体指标的95%CI，即进行区间估计（interval estimate），用样本资料推断总体可能的范围。

3.正确认识P值大小和统计学显著性，合理解释统计分析结果

统计学检验通常是根据样本指标来计算统计量，再根据统计量大小确定拒绝或接受"无效假设（H_0）"概率（P值），如$U>1.96$，$P<0.05$，即按$\alpha=0.05$水准，拒

绝H_0，接受"备选假设（H_1）"。如$P<0.05$，表明具有统计学显著性或具有统计学意义。但"0.05"只是一个人为规定的界值，表示出现第Ⅰ类错误（假阳性）的可能性。在报告统计分析结果时，应列出统计量和所对应P值的具体数值，便于他人判断统计意义的大小，如$x^2=3.84$，$P=0.05$，而不是仅列出"$P>0.05$"或"$P<0.05$"。

（二）逻辑学解释

对统计学分析结果的解释要遵循科学的逻辑推理准则。流行病学研究中常用两种逻辑推理方法：假设演绎法（hypothesis-deduction method）和Mill准则（Mill's cannon）。详细内容参见相关专业书籍。

1.假设演绎法

假设演绎法的基本推理形式如下。

（1）演绎推理：在观察和分析基础上提出问题以后，通过推理和想象提出解释问题的假说H；根据假说H进行演绎推理，推理出证据E。

（2）归纳推理：再通过观察或实验检验演绎推理中获得的证据E。如果证据E成立，则反推假说H成立；反之，则说明假说H是错误的。从逻辑学上说，反推是归纳的，因此，第二步称为归纳推理。

2.Mill准则

流行病学研究的核心问题是证实因果关系。Mill准则首先将因果推理的原则加以系统化，提出了科学实验四法，后人将同异并用法单列，成为科学实验五法，即求同法（method of agreement）、求异法（method of difference）、同异并用法（joint method of agreement and difference）、共变法（method of concomitant variation）和剩余法（method of residues）。Mill准则是因果关系研究中最常用的推理方法。

（三）生物医学解释

根据现有的生物医学知识对所获结果进行客观评价，如对于结果的解释是否与现有的理论知识相矛盾，是否符合疾病自然史和生物学原理，与现有生物医学领域的研究成果是否一致。可通过下述方式进行评价。

（1）与国内外既往的研究结果比较。

（2）与国内外同期的研究结果比较。

（3）从相关学科中寻找支持和不支持该结论的证据。

通过比较，结合假设演绎法、Mill准则和病因推断的标准进行综合评判，合理解释。当然，少数创新性的研究结果可能不是"言之有理"，因为这种"合理性"

第四章　流行病研究设计与统计分析在公共卫生管理中的应用

判断会受到现有科技水平、评价者知识背景和能力的限制，存在一定的局限性；但在绝大多数情况下，应该能从生物医学角度对研究结果作出合理解释。

（四）深刻理解统计学联系的本质

了解统计学联系的本质对正确解释数据分析结果至关重要。广义的统计学联系是指任意两个或两个以上变量之间的统计学关系显著。流行病学研究通常根据观测或实验所获得的数据，来判定变量之间是否存在统计学联系。如两组或多组的计量指标，经过 t 检验或方差分析，判定差异是否有显著性；或根据病例组和对照组暴露比例的差异是否具有显著性，来判定暴露和疾病之间是否存在统计学关联。

根据研究数据所确定的"显著"关系，只是"统计学"上的联系。统计学联系只是表面现象，据此能否确定变量间存在"真实的联系"或"因果联系"，还要看具体的研究设计和实施能否客观地"复制"或"模拟"真实的情况，并通过科学的归纳和逻辑推理来解释。

机遇、偏倚和真实的联系都有可能使研究结果呈现"统计学联系"。即研究所得出的"统计学联系"，既可能是真实的联系（即因果联系），也可能是研究中的机遇或/和偏倚所致。

机遇（chance）所引起的误差，称随机误差（random error）或抽样误差。抽样误差的大小一般可以估计。

偏倚为系统误差，是指在流行病学研究的设计、实施和统计分析过程中，由于方法的局限或/和错误，使研究结果系统地偏离真实情况。偏倚是一种错误，影响结果的真实性，应加以控制，力求避免对结果产生影响。偏倚的控制是流行病学研究质量控制的核心内容。

流行病学研究的核心是估计随机误差、控制偏倚，从而呈现出真实的状态或联系。因此，在报告研究结果时，对呈现"统计学联系"的结果，应结合研究的设计、实施、数据整理和统计分析等多个环节的质量控制情况，科学、客观地进行解释和评价。

第五章　传染病公共卫生管理

第一节　传染病概述

在漫长的生物进化过程中，病原体与宿主形成了相互依存、相互斗争的关系。有些微生物、寄生虫与人体宿主之间达成了互相适应、互不损害对方的共生状态，如肠道中的大肠杆菌和某些真菌。但这种平衡是相对的，当某些因素导致宿主的免疫功能受损，或大量应用抗菌药物引起菌群失调症，或机械损伤使寄生物离开固有寄生部位而到达其他寄生部位时，这种平衡就不复存在而引起宿主损伤，造成感染。

一、传染病的概念

传染病是由各种病原体引起的能在人与人、动物与动物或人与动物之间相互传播并广泛流行，经过各种途径传染给另一个人或物种的感染性疾病。

（一）感染的定义

感染是病原体和人体之间相互作用、相互斗争的过程。病原体指感染人体后可导致疾病的微生物与寄生虫，是构成感染的必备条件。人体初次被某种病原体感染称为首发感染。有些传染病很少出现再次感染，如麻疹、水痘、流行性腮腺炎等。人体在被某种病原体感染的基础上再次被同一种病原体感染称为重复感染，较常见于疟疾、血吸虫病和钩虫病等。人体同时被两种或两种以上的病原体感染称为混合感染，这种情况临床上较为少见。人体在某种病原体感染的基础上再被另外的病原体感染称为重叠感染，这种情况临床上较为多见，如慢性乙型肝炎病毒感染重叠戊型肝炎病毒感染。在重叠感染中，发生于原发感染后的其他病原体感染称为继发性感染，如病毒性肝炎继发细菌、真菌感染。

此外，住院患者在医院内获得的感染称为医院获得性感染，即医院感染。这类感染的来源不同，有医院内通过患者或医护人员直接或间接传播引起的交叉感染、患者自己体内正常菌群引发的自身感染或内源性感染，以及诊疗过程中因医疗器械消毒不严格而造成的医源性感染等。医院感染包括在住院期间发生的感染和在医院内获得但在出院后发生的感染。后者称为社区获得性感染，指的是在医院外罹患的感染，包括具有明确潜伏期而在入院后平均潜伏期内发病的感染。医院感染不包括入院前已开始或入院时已存在的感染。

（二）传染病的流行过程及影响因素

传染病的流行过程就是传染病在人群中发生、发展和转归的过程，其本质是病原体不断更换宿主、维持病原体世代延续的过程。

流行过程的发生需要三个基本条件：传染源、传播途径和易感人群。这三个环节必须同时存在，若切断任何一个环节，流行即终止。

1.传染源

传染源指体内有病原体生存、繁殖并能将病原体排出体外的人和动物。传染源包括下列四类。

（1）患者：患者是大多数传染病重要的传染源。不同病期的患者其传染强度可有不同，一般情况下以发病早期的传染性最强。慢性感染患者可长期排出病原体，而成为长期传染源。

（2）隐性感染者：隐性感染者存在于某些传染病中，如流行性脑脊髓膜炎、脊髓灰质炎等。隐性感染者在病原体被清除前是重要的传染源。

（3）病原携带者：慢性病原携带者无明显临床症状而长期排出病原体，在某些传染病中，如伤寒、细菌性痢疾等，病原携带者有重要的流行病学意义。

（4）受感染的动物：以啮齿动物最为常见，其次是家畜、家禽。这些以动物为传染源传播的疾病称为动物源性传染病。有些动物本身发病，如鼠疫、狂犬病、布鲁氏菌病等；有些动物不发病，表现为病原携带状态，如地方性斑疹伤寒、恙虫病、流行性乙型脑炎等。以野生动物为传染源传播的疾病称为自然疫源性疾病，如鼠疫、钩端螺旋体病、肾综合征出血热、森林脑炎等。由于动物传染源受地理气候等自然因素的影响较大，动物源性传染病常存在于一些特定的地区，并具有严格的季节性。

2.传播途径

传播途径指病原体离开传染源到达另一个易感者的途径。同一种传染病可以有多种传播途径。

（1）呼吸道传播：病原体存在于空气中的飞沫或气溶胶中，易感者吸入时获得感染，如麻疹、白喉、结核病、禽流感和严重急性呼吸综合征等。

（2）消化道传播：病原体污染食物、水源或食具，易感者于进食时获得感染，如伤寒、细菌性痢疾和霍乱等。

（3）接触传播：易感者与被病原体污染的水或土壤接触时获得感染，如钩端螺旋体病、血吸虫病和钩虫病等。伤口被感染时，有可能患破伤风。日常生活的密切接触也有可能获得感染，如麻疹、白喉、流行性感冒等。不洁性接触可传播人类免疫缺陷病毒（HIV）、乙型肝炎病毒（HBV）、丙型肝炎病毒（HCV）、梅毒螺旋体、淋病奈瑟球菌等。

（4）虫媒传播：被病原体感染的吸血节肢动物，如按蚊、人虱、鼠蚤、白蛉、硬蜱和恙螨等，于叮咬时把病原体传给易感者，可分别引起疟疾、流行性斑疹伤寒、地方性斑疹伤寒、黑热病、莱姆病和恙虫病等。根据节肢动物的生活习性，虫媒传播往往有严格的季节性，同时有些病例还与感染者的职业及地区相关。

（5）血液或体液传播：病原体存在于携带者或患者的血液或体液中，通过应用血液制品、分娩或性交等传播，如疟疾、乙型病毒性肝炎、丙型病毒性肝炎和获得性免疫缺陷综合征等。

（6）医源性感染：指在医疗工作中人为造成的某些传染病的传播。通常有两类：一类指易感者在接受治疗、预防、检验措施时，由于所用器械受医护人员或其他工作人员的手污染而引起的传播，如乙型肝炎、丙型肝炎、获得性免疫缺陷综合征等；另一类是药品或生物制品受污染而引起的传播，如过去一些血友病患者因输注了被HIV污染的因子VIII引起的获得性免疫缺陷综合征。

上述途径传播统称为水平传播。母婴传播属于垂直传播。婴儿出生前已从母亲或父亲获得的感染称为先天性感染，如梅毒、弓形虫病等。

3.易感人群

易感人群指对某种传染病缺乏特异性免疫力的人，易感者在某一特定人群中的比例决定该人群的易感性。当易感者在某一特定人群中的比例达到一定水平，若又有传染源和合适的传播途径时，则该传染病很容易流行。某些病后免疫力很稳固的传染病（如麻疹、水痘、乙型脑炎），经过一次流行之后，人群中对该病的特异性免疫力呈现规律性的变化，即逐渐升高达一定水平再逐渐降低至一定程度后，传染病可再次流行，这种现象称为传染病流行的周期性。在普遍推行人工主动免疫的情况下，可将某种传染病的易感者水平始终保持很低，从而阻止其流行周期性的发生。

二、传染病的基本特征

传染病的致病因素是病原体，它在人体内发生发展的过程与其他致病因素造成的疾病有本质的区别。通常将病原体、传染性、流行病学特征、免疫性称为传染病的基本特征。

（一）病原体

每一种传染病都是由特异性的病原体引起的，包括病原微生物与寄生虫。目前部分传染病的病原体仍未被充分认识。

（二）传染性

传染性意味着病原体能通过某种途径感染他人，这是传染病与其他感染性疾病的主要区别。传染病患者有传染性的时期称为传染期。传染期在每一种传染病中都相对固定，可作为隔离患者的依据之一。

（三）流行病学特征

传染病的流行过程在自然和社会因素的影响下表现出各种特征，称为流行病学特征。

1.流行性

根据流行性，传染病可分为散发、暴发、流行和大流行。

（1）散发：散发指某传染病在某地常年发病且情况处于常年一般发病率水平。可能是由于人群对某传染病的免疫水平较高，或某传染病的隐性感染率较高，或某传染病不容易传播等。

（2）暴发：暴发指在某一局部地区或集体单位中，短期内突然出现许多同一疾病的患者。大多是同一传染源或同一传播途径，如食物中毒、流行性感冒等。

（3）流行和大流行：流行指当某传染病发病率显著超过该病常年发病率水平或为散发发病率的数倍。当某传染病在一定时间内迅速传播，波及全国各地，甚至超出国界或洲界时，称为大流行或称世界性流行，如2009年的甲型H1N1流感大流行。

2.季节性

不少传染病的发病率每年都有一定的季节性，主要原因是气温的高低和昆虫媒介的有无，如呼吸道传染病常发生在寒冷的冬、春季，肠道传染病及虫媒传染病好发于炎热的夏、秋季。

3.地方性

有些传染病或寄生虫病由于中间宿主的存在、地理条件、气温条件、人民生活习惯等原因，常局限在一定的地理范围内发生，如恙虫病、疟疾、血吸虫病、丝虫病、黑热病等。主要以野生动物为传染源的自然疫源性疾病也属于地方性传染病。

4.外来性

外来性指在国内或地区内原来不存在，而从国外或外地通过外来人口或物品传入的传染病，如霍乱。

（四）免疫性

免疫功能正常的人体经显性或隐性感染某种病原体后，都能产生针对该病原体及其产物（如毒素）的特异性免疫，称为免疫性，亦称为感染后免疫。感染后获得的免疫力和疫苗接种属于主动免疫；通过注射或从母体获得抗体的免疫力属于被动免疫。由于病原体的种类不同，感染后免疫持续时间的长短和强弱也有很大差异。

第二节 传染病的分类与生物安全

一、传染病的分类

《中华人民共和国传染病防治法》规定，传染病分为甲类、乙类和丙类。

（1）甲类：如鼠疫、霍乱。

（2）乙类：如严重急性呼吸综合征（曾称为传染性非典型肺炎）、获得性免疫缺陷综合征、病毒性肝炎、脊髓灰质炎、人感染高致病性禽流感、麻疹、流行性出血热、狂犬病、流行性乙型脑炎、登革热、炭疽、细菌性和阿米巴痢疾、肺结核、伤寒和副伤寒、流行性脑脊髓膜炎、百日咳、白喉、新生儿破伤风、猩红热、布鲁氏菌病、淋病、梅毒、钩端螺旋体病、血吸虫病、疟疾。

（3）丙类：如流行性感冒、流行性腮腺炎、风疹、急性出血性结膜炎、麻风病、流行性和地方性斑疹伤寒、黑热病、棘球蚴病、丝虫病，以及除霍乱、细菌性和阿米巴痢疾、伤寒和副伤寒以外的感染性腹泻病。

2008年5月2日，原卫生部决定将手足口病列入《中华人民共和国传染病防治法》规定的丙类传染病进行管理。2009年4月30日，经国务院批准，原卫生部发布公告将甲型H1N1流感纳入乙类传染病，并采取甲类传染病的预防、控制措施。2013年10月28日，原国家卫生和计划生育委员会发布《关于调整部分法定传染病病种管理工作的通知》，将人感染H7N9禽流感纳入乙类传染病；将甲型HIN1流感从乙类传染病调整为丙类，并纳入现有流行性感冒进行管理；解除对人感染高致病性禽流感采取的《中华人民共和国传染病防治法》规定的甲类传染病的预防、控制措施。

二、病原微生物及生物安全

（一）病原微生物

每种传染病都是由特异性病原微生物引起的。病原微生物种类复杂，以病毒及细菌为主要病原体，还有真菌、立克次体、衣原体、螺旋体及寄生虫等。近年还证实了一种不同于微生物和寄生虫，缺乏核酸结构的具有感染性的变异蛋白质，称为朊粒，它是人类几种中枢神经系统退行性疾病——克-雅病（CJD）、库鲁病、人类牛海绵状脑病[新变异型克-雅病（nvCJD）]等的病原体。特定病原体的检出在确定传染病的诊断和流行中有着重大意义。随着新技术的应用，有可能发现新的传染病病原体。

根据病原微生物的传染性、感染后对个体或者群体的危害程度，病原微生物可分为以下四类。

1.第一类病原微生物

第一类病原微生物指能够引起人类或者动物非常严重疾病的微生物，以及我国尚未发现或者已经宣布消灭的微生物。例如，口蹄疫病毒、埃博拉病毒、中东呼吸系统综合征冠状病毒等。

2.第二类病原微生物

第二类病原微生物指能够引起人类或者动物严重疾病，比较容易直接或者间接在人与人、动物与人、动物与动物间传播的微生物。例如，猪瘟病毒、鸡新城疫病毒、狂犬病毒等。

第一类、第二类病原微生物统称为高致病性病原微生物。

3.第三类病原微生物

第三类病原微生物指能够引起人类或者动物疾病，但一般情况下对人、动物或者环境不构成严重危害，传播风险有限，并且具备有效治疗和预防措施的微生物。例如，伪狂犬病病毒、猪繁殖与呼吸综合征病毒、猪细小病毒等。

4.第四类病原微生物

第四类病原微生物指在通常情况下不会引起人类或者动物疾病的微生物。例如，杆状病毒、各类昆虫病毒等。

（二）生物安全

生物安全是国家安全的重要组成部分，主要指与生物有关的人为或非人为因素对社会、经济、人民健康及生态环境所产生的真实危害或潜在风险，以及对这些危害或风险进行预防和控制的战略性、综合性措施。

由于生物安全威胁突发事件的表征可能多种多样，因此需要多角度、多层面的信息平台支撑，形成生物威胁突发事件信息综合分析的中心，整合各方面的信息，并将分析结果、预警和提示信息及时地通知给有关部门，以便做出有效的应对。

1.实验室生物安全

实验室生物安全指在从事病原微生物实验活动的实验室中为避免病原微生物对工作人员、相关人员和公众造成危害以及对环境造成污染，以保证实验研究的科学性或保护被实验因子免受污染，而采取包括建立规范的管理体系，配备必要的物理、生物防护设施和设备，建立规范的微生物操作技术和方法等的综合措施。实验室生物安全要求实验室的生物安全条件和状态不低于容许水平，避免实验室人员、来访人员、社区及环境受到不可接受的损害，同时要符合相关法律法规、标准等对实验室生物安全责任的要求。实验室生物安全是生物安全的重要内容，是关系到实验人员健康、安全和环境安全的重大问题，也是公共安全和国家安全的重要组成部分。

实验室生物安全最重要的风险控制措施之一是微生物操作规范和流程（GMPP）。GMPP指一套适用于所有类型生物制剂活动的标准实践做法和流程或行为守则。标准化GMPP的实施有助于保护实验室人员和社区免受感染，并且防止环境污染，并为使用生物制剂的工作提供产品保护，是促进安全工作实践和控制生物风险至关重要的行为。

2.生物安全分级

通过规范设计建造实验室、合理配置设备、正确使用装备、标准化的操作程序、严格管理规定等，确保操作生物危险因子的工作人员不受实验对象的伤害，周围环境不受其污染，实验因子保持原有本性，从而实现实验室的生物安全。

我国采用与WHO相同的生物安全分级方法，目前实施的第4版WHO《实验室生物安全手册》将感染性微生物的危险程度分为4级，与之对应的是4个生物安全防护等级（BSL），其中一级防护水平最低，四级防护水平最高，以BSL-1、BSL-2、BSL-3、BSL-4表示实验室的相应生物安全防护等级。从事不感染人或动物的微生物实验活动时，一般可在BSL-1实验室中进行；如果病原体不形成气溶胶，如肝炎病毒、人类免疫缺陷病毒、多数肠道致病菌及金黄色葡萄球菌等可在BSL-2实验室中进行；如果病原体传染性强，且能通过气溶胶传播，如布鲁氏菌的大量活菌操作，应在BSL-3实验室中进行；BSL-4实验室仅用于烈性传染病病原微生物的操作。

目前我国已经初步建立了生物安全防范体系，在对鼠疫、炭疽、疟疾等在人类历史上已经存在并且造成重大危害的传染病的防护上取得显著成绩。但是在防范由高致病性病毒引发的如SARS、高致病性禽流感、中东呼吸综合征等新发和烈性传染病这一领域还比较薄弱。因此，针对未来可能的生物安全威胁，要依托高等级生物安全实验室平台，并根据我国生物安全领域的发展状况和特点，逐步完善和提升我国的生物安全防范体系，以充分保障我国的国家安全。

第三节　传染病的应急检测

承担应急检测任务的实验室需要具备与其职责相匹配的检测技术的方法储备、必要的检测设备和关键设施、具备检测能力的人员以及试剂材料储备，以保证检测工作能够随时开展。

一、实验室检测技术方法储备

检测技术方法储备应满足疫情处置与防控工作对实验室的需求。这些需求主要包括：

（1）病原学诊断：相关的检测技术有细菌、病毒等病原分离鉴定、核酸特异性扩增、抗原抗体血清学检测等。

（2）探究传染源与传播途径：宿主动物的追溯和媒介生物的查找，需要对动物、媒介、环境等样本进行病原分离鉴定、核酸特异性扩增、病原分子分型技术等。

（3）调查易感人群：主要通过人群血清学检测技术，揭示感染的分布状况。

技术方法储备还应满足对应急检测效率的要求，需要发展适合现场应用的快速检测技术（免疫层析方法、各种核酸等温扩增方法等）和高通量检测技术（各种多重扩增技术、生物芯片技术等）。

所有检测方法应经过验证并建立这些方法的具体标准操作规程。

应急检测实验室涉及的常用技术主要有以下几个方面：

(一)病原分离鉴定技术

1.细菌分离培养鉴定

细菌分离培养技术是用人工方法提供细菌生长所需的各种条件,将其从微生物混合物中培养出来的方法。通过细菌分离培养,还可确定病原菌、条件致病菌及其毒力、对治疗药物的敏感性等。根据细菌对氧气的不同需求,将细菌培养分为三种,即需氧培养法、CO_2培养法、厌氧培养法。细菌鉴定涉及染色镜检、生化鉴定法、血清学分型鉴定、细菌毒素测定、核酸扩增法等。

实验室须储备细菌分离培养所需的各种培养基以及鉴定试剂、血清等。

2.病毒分离培养鉴定

病毒的分离培养通常采用细胞培养技术、鸡胚培养技术以及动物接种。

(1)细胞培养技术:由于不同细胞对病毒的敏感性存在差异,因此在进行病毒分离培养时应选择合适的细胞系,以保证病毒的检出率。实验室应建立用于病毒分离培养的细胞库。常见人类病毒的敏感细胞如表5-1所示。

表5-1 常见人类病毒的敏感细胞

病毒	敏感细胞系 *
流感病毒	MDCK、MRC5、PMK 细胞
副流感病毒	原代人胚肾、PMK 细胞最敏感;NCI-H292 细胞亦可用于分离;其他如 Vero、Hep-2、Hela、LLC-MK2 亦可采用,但不推荐用于临床标本的病毒分离
冠状病毒	Vero-E6、MDCK、RD、人胚肾细胞、人胚肺细胞
麻疹病毒	Vero-SLAM、WI-38、B95a 细胞
风疹病毒	PMK、Vero-SLAM、Vero、BHK-21 细胞
腮腺炎病毒	HeLa、Vero-SLAM、Vero-E6、Vero 细胞
呼吸道合胞病毒	HeLa、Hep-2、PMK、A549 细胞
腺病毒	HEK、Hep-2、A549、Vero、HeLa 细胞
肠道病毒	Hep-2、RD、Vero 细胞
汉坦病毒	Vero、Vero-E6 细胞
发热伴血小板减少综合征病毒	Vero、Vero-E6、BHK-21、LLC-MK2 细胞
单纯疱疹病毒	MRC5 和 RD 细胞敏感常用,Hep-2 和 Vero 细胞的敏感性稍差

续表

病毒	敏感细胞系*
水痘—带状疱疹病毒	人二倍体细胞系和人原代培养细胞（人胚肾HFDK、人胚肺HFDL）分离病毒最为敏感
巨细胞病毒	MRC5、WI-38细胞
乙型脑炎病毒	C6/36、Vero、BHK-21细胞
寨卡病毒	C6/36、Vero、BHK-21细胞
登革病毒	C6/36、Hela细胞

注：MDCK——狗肾细胞；MRC5——人胚肺二倍体成纤维细胞；PMK——原代猴肾细胞；NCI-H292——黏膜表皮样瘤细胞；Vero——非洲绿猴肾传代细胞；Hep-2——人喉表皮样癌细胞；HeLa——人宫颈癌细胞；LLC-MK2——恒河猴肾细胞；RD——人横纹肌肉瘤细胞；WI-38——人胚肺二倍体细胞；Vero-SLAM——能够表达麻疹病毒特异性受体SLAM的Vero细胞；BHK-21——金黄色地鼠肾细胞；A549——人非小细胞肺癌细胞；C6/36——白纹伊蚊细胞；HEK——人胚肾细胞；B95a——EBV转染的猴淋巴细胞。

（2）鸡胚培养技术：一些具有血凝特性的呼吸道病毒，如流感病毒、副流感病毒、腮腺炎病毒等可采用此法进行分离培养。根据病毒种类、试验目的、标本来源的不同，选择不同的途径接种鸡胚。例如：接种鸡胚羊膜腔和尿囊腔，分离流感病毒和腮腺炎病毒，测定血凝素；接种绒毛尿囊膜分离疱疹病毒，观察病变斑点；接种卵黄囊分离乙型脑炎病毒，观察鸡胚死亡。

（3）动物接种：动物接种分离病毒已经很少采用，但对某些病毒，特别是目前还不能采用细胞培养方法分离的病毒，以及未知的、新的病毒性疾病的病原体，实验动物仍有着其他方法所不可取代的作用。

根据实验的种类和目的，选择动物的品系，根据所接种的病毒，选择合适大小、健康的敏感动物。不同病毒常用敏感动物如表5-2所示。

表5-2 常见病毒的实验动物种类

病毒种类	小鼠	地鼠	大鼠	豚鼠	兔	羊	狗	猴	猩/猿	禽类
乙型脑炎病毒	+							+		
登革病毒	+							+		
森林脑炎病毒	+					+		+		
汉坦病毒	+									

续表

病毒种类	小鼠	地鼠	大鼠	豚鼠	兔	羊	狗	猴	猩/猿	禽类
新疆出血热	+									
流感病毒	+							+		+(a)
麻疹病毒				+	+			+		
腮腺炎病毒								+		
呼吸道合胞病毒	+(a)							+		
风疹病毒	+							+		
单纯疱疹病毒	+			+	+					
水痘-带状疱疹病毒					+			+		
人巨细胞病毒	+(a)			+(a)					+	
脊髓灰质炎病毒	+	+								
柯萨奇病毒	+									
轮状病毒	+(a)				+(a)			+		
狂犬病病毒	+	+	+				+	+		+
甲型肝炎病毒	+	+	+	+				+	+	
乙型肝炎病毒	+(b)									+(a)
丙型肝炎病毒	+(b)							+	+	
免疫缺陷病毒	+(b)							+(a)	+	
T细胞白血病病毒	+(b)		+(b)		+				+	
人类乳突瘤病毒	+				+		+(a)			
朊粒	+(b)					+(a)			+	

注：(a)为动物病毒感染模型；(b)为转基因动物模型。

（来源：齐小秋《病原生物学检验——病毒》，疾病预防控制专业人员培训系列教材。）

经细胞培养、鸡胚培养、动物接种分离得到能稳定传代的病原，即可认为已分离出病毒，必须进行进一步鉴定。

病毒鉴定包括初步鉴定和最终鉴定。初步鉴定可通过观察细胞病变、血球吸附试验和血凝试验等做出初步判断；最终鉴定是在初步鉴定的基础上，通过免疫学方法（主要靠血清学试验）、基因鉴定等分子生物学方法进行最后鉴定。

（二）免疫学检验技术

1.凝集试验

将颗粒性抗原，如细菌、血细胞、乳胶等与相应抗体特异地结合后，在适量电解质作用下，经过一定时间出现肉眼可见的凝集现象，称为凝集试验。根据反应结束后是否出现凝集现象来判断样本中是否有相应的抗原或抗体存在，凝集试验包括直接凝集试验和间接凝集试验（也称为被动凝集试验）。根据间接凝集试验中载体颗粒所连接的是抗原或者抗体以及凝集反应的方式，又可以分为间接凝集试验、反向间接凝集试验、间接凝集抑制试验。

2.酶免疫学技术

酶免疫学技术利用酶标记抗原或抗体作为主要试剂，检测样本中相应的抗体或抗原，其特点是既具有抗原抗体反应的特异性，又具有酶促催化反应的高敏感性。在酶免疫技术中，酶联免疫吸附试验（ELISA）的发展最快，应用最广泛。

ELISA可用于测定抗原，也可用于测定抗体。根据试剂的来源和样本的性状以及检测的具体条件，ELISA又分多种类型。最常用的有双抗体夹心法、间接法、竞争法、捕获法、双抗原夹心法等。

3.免疫层析技术

免疫层析技术是应用广泛的抗原抗体检测技术，其中胶体金法是适合现场快速检测最常用的方法。近年来，采用上转换发光材料的免疫层析技术在应急检测中也有应用。

4.其他免疫检测技术

近年来，化学发光、时间分辨荧光等免疫检测技术也在不断发展。如江苏省疾病预防控制中心研发的Ⅱ型志贺毒素时间分辨荧光免疫检测技术，以稀土离子为示踪材料，基于双抗体夹心法，在抗原、抗体特异性结合的前提下，综合应用了镧系离子螯合物的荧光衰变时间长、激发光与发射光之间的斯托克斯位移（Stokes位移）大等荧光特性进行信号放大，通过时间延迟和波长分辨进行信号采集，排除了非特异性荧光的干扰，达到灵敏、特异地对血清中的抗原进行定量检测的目的。与传统的免疫标记技术相比，该方法灵敏度高、特异性好、测量范围宽，且操作简单，便于临床使用。

(三) 核酸扩增技术

1. 聚合酶链反应 (PCR) 及其相关技术

PCR技术是一种核酸体外特异扩增技术，具有敏感、特异、快速和简单等优点，是目前传染病实验室应急检测中应用最多的技术。

自PCR技术问世以来，同时也派生出许多适用于不同目的的改良方法和技术。例如，模板为RNA的反转录PCR (RT-PCR)，能同时检测不同目的基因的多重PCR (multiplex PCR)；能提高扩增反应的敏感性和特异性的巢式PCR (nested PCR)；能对待测模板定量的实时荧光定量PCR以及新一代数字PCR (Digital PCR)。

实时荧光定量PCR是指在PCR反应体系中加入荧光基团，使PCR产物与荧光相关，利用荧光信号积累，实时监测整个PCR进程，最后通过标准曲线对模板进行定量分析的方法。该技术不仅实现了PCR从定性到定量的飞跃，而且整个PCR过程可实现自动化，且耗时短，操作方便，不易污染，目前在微生物检验方面已广泛应用。

最新一代的数字PCR技术是基于单分子PCR方法来进行计数的核酸定量技术。采用微流控或微滴化方法，将大量稀释后的核酸溶液分散至芯片的微反应器或微滴中，每个反应器的核酸模板数少于或等于1个。这样经过PCR循环之后，有一个核酸分子模板的反应器就会给出荧光信号，而没有模板的反应器就没有荧光信号。根据相对比例和反应器的体积，就可以推算出原始溶液的核酸浓度。这是一种绝对定量的方法。

2. 核酸等温扩增技术

近年来，基于等温扩增的分子检测方法具有快速、灵敏且不需要温度循环仪器的特点，在现场快速检测中发挥越来越重要的作用。

等温扩增方法有很多种，近年发展比较快的有环介导的等温扩增 (LAMP) 技术以及在此基础上发展的多重LAMP检测技术、序列不依赖的等温扩增 (SIIA)、重组酶介导的等温扩增 (RT-RAA) 等。

LAMP技术是一种比较被公认的适合现场使用的核酸等温扩增检测技术，然而由于LAMP扩增产物大小多样、结构复杂等因素，限制了多重LAMP技术的发展和应用，所以不能实现高通量检测。江苏省疾病预防控制中心将LAMP检测技术与核酸级联侵入反应——纳米金显色技术相结合，研发了两套流感、禽流感病毒的多重LAMP检测技术，并获得成功。第一套为季节性流感H1N1、H3N2和乙型流感FluB多重检测方案；第二套为2009年的甲型H1N1流感、H5N1禽流感和H7N9禽流感多重检测方案，病原的检测灵敏度为10~100拷贝/反应。

SIIA技术主要用于微量RNA的线性扩增放大,产物主要为RNA,也有DNA,后续产物可用于PCR检测、芯片检测、高通量测序,适用于病原的筛查检测。

RT-RAA方法利用重组酶,在恒定温度下使引物和模板DNA发生链置换反应,并在不到30分钟的时间内大量扩增模板DNA。该技术具有反应快速、特异性好、灵敏度高等特点。与RT-LAMP法相比,RT-RAA法的引物设计较为简单,而且反应时间更短。

(四)生物芯片技术

生物芯片技术是将生物大分子,如寡核苷酸、cDNA、基因组DNA、肽、抗原以及抗体等固定在诸如硅片、玻璃片、塑料片、凝胶和尼龙膜等固相介质上形成生物分子点阵,当待测样品中的生物分子与生物芯片的探针分子发生杂交或相互作用后,利用激光共聚焦显微扫描仪对杂交信号进行检测和分析。根据生物芯片上探针的分子种类而将之分为DNA芯片(基因芯片)和蛋白质芯片。微生物检测基因芯片是指用来检测样品中是否含有微生物目的核酸片段的芯片。基于高通量、微型化和平行分析的特点,微生物检测基因芯片在微生物病原体检测、种类鉴定、功能基因检测、基因分型、突变检测、基因组监测等研究领域中发挥着越来越重要的作用。

(五)微生物溯源技术

随着分子生物学技术的发展,一系列细菌基因组DNA多态性分型方法,如限制性核酸内切酶酶切、PCR、核酸杂交及电泳等技术,均得到反映基因组DNA差异的指纹图谱,其在菌株鉴定、分型、同源性追踪、传染病病原溯源及流行病学调查等方面发挥着越来越重要的作用。

常用的细菌DNA指纹图谱分析技术主要有脉冲场凝胶电泳(PFGE)、限制性片段长度多态性分析(RFLP)、扩增片段长度多态性分析(AFLP)、随机扩增多态性DNA分析(RAPD)、细菌基因组重复序列PCR技术(rep-PCR)、核糖体分型(ribo-typing)等。此外,还有基于全基因组测序(WGS)的单核苷酸多态性分型(wgSNP)和全基因组多位点序列分型(wgMLST)等。

PFGE以其重复性好、分辨力强而被誉为细菌分子分型的"金标准",并被广泛应用于细菌性传染病暴发调查和流行病学分析中。WGS的两种方法(wgSNP和wgMLST)是在全基因组的水平上对基因序列多态性进行分型,理论上比传统分子分型方法具有更高的分辨力。同时,由于分型对象是序列信息,具有很好的分型力、重复性和实验室间可比性,这也便于建立分析网站和公共数据库,容易实现标准化和网络化应用。

二、实验室试剂材料储备

（一）采样器材

临床标本通常采集血液、鼻咽分泌物、痰、粪便、疱疹液、脑脊液、活检组织或尸检组织等。由于传染病人的临床样本中存在活的病原微生物，有时致病源及传播途径尚未知晓，因此应严格按照实验室生物安全操作规范进行样本的采集；应配备与采集病原微生物样本所需生物安全防护水平相应装备，包括个人防护用品（隔离衣、帽、口罩、鞋套、手套、防护眼镜等）、防护器材和防护设施等。常用采样器材如表5-3所示。

表5-3 常用标本采样器材

采样种类	采样器材
呼吸道样本 （鼻拭子、咽拭子、含漱液或痰液）	采样拭子、压舌板、含漱液以及痰液的收集器材等
血液标本	碘伏、压脉带、无菌棉签、棉球、真空采血针与持针器（或注射器）等，根据检验项目备齐各种采血管
粪便、肛拭子	采便管（灭菌容器）、采样拭子，需要粪便增菌的还需要准备粪便增菌液、保存液、培养基等
尿液	灭菌容器
皮肤样品（皮疹、疱疹、丘疹等）	无菌棉签或拭子、玻璃涂片、灭菌容器等
脑脊液	无菌穿刺针、无菌试管或采样管
活检组织或尸检组织	无菌解剖刀、无菌镊子、无菌活检针，装有相应培养基的无菌容器
环境样本（土壤、饮用水、地表水、空气、食品、涂抹样等）和媒介生物样本	无菌取样器材、增菌培养基和无菌容器

注：用于核酸检测的拭子不能使用棉拭子和木质拭子，应使用灭菌人造纤维拭子和塑料棒。

（二）送样相关试剂与耗材

根据不同样本、不同病原的检测需求，实验室应准备必需的运送培养基、保温容器、冰袋、干冰等试剂和材料。运输包装材料要符合WHO对传染性物质和诊断性样本的安全运送指南要求。

（三）检测相关试剂

根据所承担应急检测任务的不同分类储备应急试剂。例如，细菌学检测相关试剂：基础培养基、选择培养基、凝集血清、诊断血清、生化条；病毒检测相关试剂：适于不同病毒分离培养的细胞株、细胞用培养液；血清学检测试剂：各种抗原抗体的ELISA检测试剂盒、胶体金快速检测试纸条等；分子生物学相关试剂：包括各种核酸提取试剂，荧光定量PCR检测试剂，普通PCR检测试剂，各种病原体检测引物、探针、测序试剂，细菌或病毒检测过程中可能使用的相关化学试剂。

在进行储备应急检测试剂的同时，还要做好应急检测所需的耗材储备，并且做好应急试剂耗材的进出库管理，同时要遵循先进先出、发陈储新的原则，效期前更换补充。

（四）生物安全应急储备

生物安全实验室应储备下列物资，以备应急使用：急救箱、消毒设备（消毒喷雾器和各种气雾消毒发生器）、担架、各种工具（如逃生锤）、各种标识（如生物危险标识、警告标识）等。

三、实验室设备设施要求与人员要求

（一）应急检测常用设备

（1）分子检测相关设备：荧光定量PCR仪、普通PCR仪、核酸提取仪、电泳仪、测序仪等。

（2）病原鉴定设备：微生物鉴定及药敏分析系统、生物侦检系统、快速病原体分子诊断检测系统、食品安全事故现场快速检测箱等。

（3）免疫学检测设备：酶联免疫分析仪、化学发光检测仪、上转换发光检测仪、荧光检测仪、时间分辨荧光检测仪等。

（二）重要实验设施

1.分子扩增实验室

分子扩增实验室最需要注意的问题是核酸污染（最常见的是扩增产物污染、模板通过容器和加样器污染），合理分隔实验室是防止污染发生的主要措施。实验室原则上分为四个分隔的工作区域：试剂贮存和准备区、样本制备区、扩增区和产物分析区。

2.生物安全实验室

生物安全实验室根据实验室操作技术、安全设备和实验设施组合的不同而分为四级生物安全水平。生物安全实验室应符合国家标准《实验室 生物安全通用要求》（GB 19489-2008）相关要求。

（三）人员要求

突发急性传染病实验室的应急检测人员应身体健康，定期参加健康体检。检测人员必须经过规范的生物安全培训和检测相关专业技能培训，能够掌握生物安全防护知识和实际操作技能、实验室技术规范与操作规程，经考核合格才能上岗。

四、实验室采样与检测

当疫情发生后，实验室相关人员与现场调查人员应保持随时沟通，基于现场调查结果，提出采集标本类型、储存和检测方法等，同时制定相应的检测策略，及时开展对送检标本的病原学检测与鉴定等工作。

（一）采样

不同类型的突发急性传染病疫情有各自的特点，决定了其采样类型、采样时间点等也有所不同，如表5-4所示。

1.样本采集类型

表5-4 不同疫情样本采集类型

疫情类型	疫情特点	样本类型
常见传染病	疫情发生后，经过对疾病临床特征的判断，或结合流行病学调查分析，或通过常规的实验室检测即可明确传染病的病原体	临床标本（血液、体液、分泌物） 外环境样本 动物样本 媒介生物样本
食源性暴发	通过摄食有毒有害物质等致病因子造成的疾病。这包括常见的食物中毒、肠道传染病、人畜共患传染病、寄生虫病以及化学性有毒有害物质所引起的食源性疾病	临床样本（血液、粪便、呕吐物） 可疑食物 外环境样本 动物样本 媒介生物样本
水源性暴发	通常有两人以上因摄入相同饮用水或因暴露于相同水体中继而发生同种疾病	临床样本（血液、粪便、呕吐物） 可疑水样 外环境样本

续表

疫情类型	疫情特点	样本类型
不明原因疾病	不能诊断或解释病因，有重症病例或死亡病例发生的疾病。这类疾病可能是传染病（包括新发、再发传染病）、中毒或其他未知因素引起的疾病	临床样本（血液、体液、分泌物） 可疑食物 外环境样本 动物样本 媒介生物样本
输入性传染病	在本国（地区）不存在或已经消除的疾病，由国外（地区外）输入	临床样本（血液、体液、分泌物）可疑物品
生物恐怖事件	由能够造成生物恐怖的生物战剂引起，分传染性（各种病原微生物）和非传染性（生物毒素）两类	临床样本（血液、体液、分泌物） 可疑物品
自然灾害后的传染病	突发性自然灾害发生后，肠道传染病、虫媒传染病、呼吸道传染病的发生率大大增加	临床样本（血液、体液、分泌物） 可疑食物 外环境样本 动物样本 媒介生物样本

2.样本采集的注意事项

（1）从事标本采集的技术人员必须经过生物安全培训和具备相应的采样技能。

（2）标本采集过程中，采样人员评估采集对象可能存在的生物风险并做好相应的个人防护，但也要注意避免过度防护。

（3）在发病早期和抗生素/抗病毒药物使用前采集标本。

（4）根据实验室检测工作的需要，结合病程再次采样。

（5）根据患者临床症状及病程的不同阶段采集不同标本进行检测，而对于重点病例，一次采样尽可能采集多种类型的标本和样本量。

（6）对于血液、脑脊液、胸腔积液、腹水、组织活检、尸检标本等样本的采集，应严格无菌操作，注意避免不同标本间的交叉污染。

（7）标本采集时应指定专人对标本负责登记、收集、管理，并填写样品送检单。

（8）使用最可靠的标记方法，用油性记号笔在标本容器表面、盖上同时标记，清晰标示姓名、编号、样本类型及采集日期，并与记录表格一一对应。有条件的可以采用条形码标签。

（9）标本管用封口膜密封并用清洁塑料袋包裹。

（二）检测

综合疾病临床表现与流行病学特点，形成病因假设，对可能的病原做出预判，优先考虑对最有可能的一种或几种病原进行实验室验证。尽可能地选择敏感性和特异性好、简单、快速、易于观察结果的方法。检测流程要统筹优化，提高效率。

1.病因线索指向明确疫情标本的检测

对病因线索指向明确的疫情标本，多采用传统的传染病快速识别与诊断方法进行检测。检测策略主要有以下几种。

（1）病原体直接检测：如人感染猪链球菌病，对患者血液或脑脊液推片染色直接镜检，阳性标本可见中性粒细胞内吞噬颗粒，细胞外偶尔可见革兰氏阳性链球菌；麻疹患者咽拭子涂片镜检，发现多核巨细胞有助于早期诊断；鼠疫、霍乱病例标本可以采用胶体金试纸条现场快速检测。

（2）核酸检测：分子生物学方法可以快速检测病原体特异性基因，如肠出血性大肠杆菌O157：H7特异基因及毒力基因，肠道病毒71型或柯萨奇病毒A组16型特异性基因。猪链球菌种特异性基因16SrDNA、猪链球菌2型和1/2型特异的荚膜多糖基因（cps2J）、毒力因子溶菌酶释放蛋白基因（MRP）和细胞外蛋白因子基因（Ef）等，均可以对病原体进行快速筛查和确认。

（3）免疫学检测：免疫学方法可检测样本病原体的抗原或抗体，如用ELISA法检测流行性乙型脑炎IgM抗体、麻疹IgM抗体等，可以早期快速诊断流行性乙型脑炎、麻疹。

（4）病原体分离培养：用特异敏感的选择性/鉴别培养基或敏感细胞进行细菌或病毒的分离培养。如采用免疫磁珠捕获样本中的肠出血性大肠杆菌O157：H7，再用科马嘉（Chromagar）鉴别培养基进行分离；疑似腺病毒感染的临床标本接种Hep-2细胞，可以观察到明显的腺病毒致细胞病变，有助于对疫情进行判断。

2.基于症候群的病原学检测

对于缺乏明确病因线索的疫情标本，采用基于症候群的病原体快速筛查方法，开展病原学检测与鉴定。各症候群主要病原体及需要采集的标本如表5-5所示。

表5-5 引起各类临床症候群的主要病原体

症候群	病毒类	细菌类	其他病原体	采集标本
发热伴呼吸道感染症候群	流行性感冒病毒、副流感病毒、呼吸道合胞病毒、冠状病毒、人偏肺病毒、博卡病毒、腺病毒、鼻病毒等	金黄色葡萄球菌、肺炎支原体、肺炎衣原体、肺炎克雷伯菌、A组链球菌、铜绿假单胞菌、流感嗜血杆菌、肺炎链球菌、军团菌等		鼻/咽拭子、痰液、鼻咽抽吸物、支气管肺泡灌洗液及胸腔穿刺液标本、血标本
发热伴出疹症候群	水痘-带状疱疹病毒、人类细小病毒B19、肠道病毒、风疹病毒、麻疹病毒、EB病毒、人类疱疹病毒6型、登革病毒等	链球菌、伤寒沙门菌、副伤寒沙门菌、伯氏疏螺旋体、立克次体等		血标本、咽拭子、粪便标本、疱疹液、皮肤化脓性病灶脓液、尿液等
发热伴出血症候群	汉坦病毒、登革病毒、新疆出血热病毒等	鼠疫杆菌、脑膜炎奈瑟菌、钩端螺旋体、猪链球菌、立克次体等		血标本、脑脊液、尿液、淋巴液、分泌物
腹泻症候群	轮状病毒、肠道腺病毒、诺如病毒、札如病毒、星状病毒等	致泻性大肠杆菌、致病性弧菌（霍乱弧菌、副溶血弧菌、拟态弧菌、河弧菌）、小肠结肠炎耶尔森菌、假结核耶尔森菌、空肠弯曲菌、结肠弯曲菌、志贺菌、嗜水气单胞菌、类志贺邻单胞菌等	溶组织内阿米巴虫、蓝氏贾第鞭毛虫、隐孢子虫等	粪便、肛拭子、血、标本呕吐物
脑炎脑膜炎症候群	肠道病毒、乙脑病毒、西尼罗病毒、蜱传脑炎病毒、尼帕病毒、单纯疱疹病毒、麻疹病毒、腮腺炎病毒、呼吸道合胞病毒等	脑膜炎奈瑟菌、B型流感嗜血杆菌、金黄色葡萄球菌、肺炎链球菌、猪链球菌、大肠杆菌、B族链球菌、单核细胞增生李斯特菌等	新型隐球菌、恶性疟原虫、弓形虫、带绦虫、肺吸虫、旋毛虫、广州管圆线虫、裂头蚴等	血标本、咽拭子、粪便标本、脑脊液

3.不明原因疾病病原学筛查与确认

病因线索缺乏明确指向且基于症候群的病原学检测无明确结果，应该考虑进行病原分离或采用测序方法进行病因探索。

经典的病原分离方法依然是发现病原的有效手段。将标本接种不同选择性培养基和鉴别培养基，通过镜检、生化反应和血清分型等技术，可以发现特殊性状的病原菌；通过标本接种不同种类的细胞、鸡胚或动物等，可以对盲传得到的培养物进一步鉴定和分析。

将测序得到的序列信息与GeneBank数据库进行比对，对提示信息进一步实验验证。以前有许多不明原因疾病的病原体，如SARS冠状病毒、中东呼吸综合征病毒（MERS-CoV）、发热伴血小板减少综合征病毒（SFTSV）等，均是通过测序技术发现和得到确认的。基于高通量测序技术，江苏省疾病预防控制中心在省出入境检疫局送检的一例发热患者样本中发现一种新型环状单链DNA病毒。

4.应急检测

应急检测流程如图5-1所示。

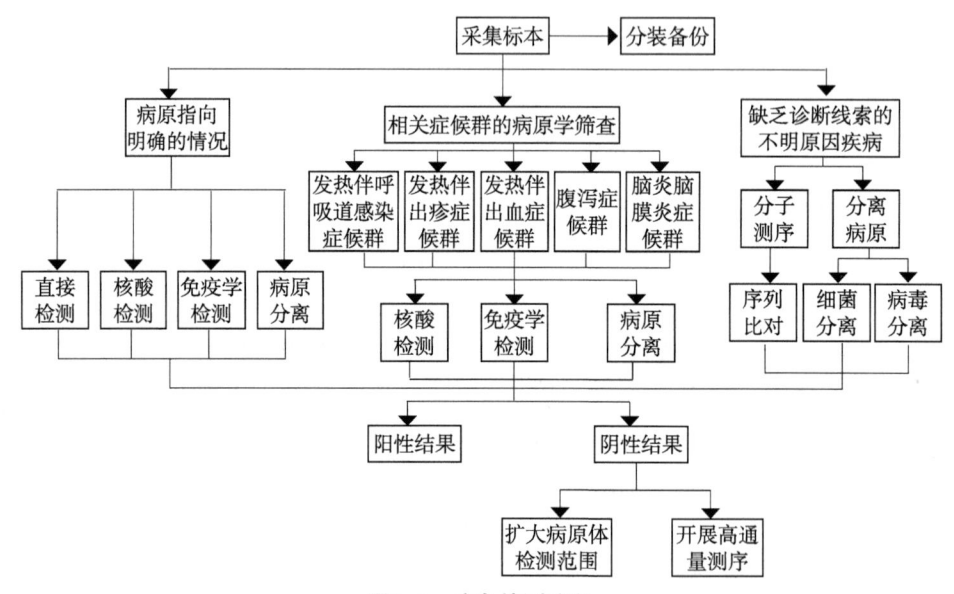

图5-1 应急检测流程

五、质量控制

应急检测中的质量控制必须满足疫情处置快速、准确的需要。它包含常规质量控制中人、机、料、法、环等各环节的质量控制，又对每个环节提出新的质量控制要求，同时在质量控制方法的选择上也不拘泥于固有的室内质量控制和室间质量控制。

（一）准备阶段的质量控制

在准备阶段尽量考虑可能出现的不确定因素，预先评估不确定因素对结果可能产生的影响，从而将影响缩小在可控范围内。

1.人员保证

应急检测人员应熟悉各类急性传染病的病原学特征，熟练掌握常规和快速检测方法并灵活运用，正确使用各种实验仪器和生物安全设施，通过考核持证上岗。平战结合，加强实验室人员各方面的技能培训和应急演练，保证应急检测人员不仅要具备扎实的专业技能，还要具有良好的心理素质。

2.仪器设备

用于应急检测的仪器设备须定点存放，编制作业指导书，并由专人保管和定期维护。对结果容易产生漂移和使用频率较高的仪器，如酶标仪、移液器等应进行检定/校准和期间核查；对使用频率低的检测仪器须定时清洁、开机、使用，保证运转良好；对安全保障设备，如压力蒸汽灭菌器、生物安全柜等应定期进行性能验证。

3.试剂耗材

试剂耗材应齐备、有效，方便取用。实验室应根据本地区常见的和当前国内外流行的传染病，筛选和储备检测试剂、耗材和标准菌（毒）株等，并登记造册，明确标识，定点存放，专人保管，保证有效。

4.检测方法

除国家标准和行业标准外，商品化的非国标方法和实验室自行研发建立的检测方法也常被用于疫情处置。对这些方法应进行反复验证和确认，将其与国家标准或行业标准进行比对。对于没有国家标准和行业标准的，须用两种以上方法互相验证，确保检测方法准确、可靠。所有检测方法编写标准操作规程，包括适用范围、检测仪器、检测依据、检测流程、结果判定等，均须详细描述并及时更新。

5.环境设施

实验场所包括固定实验室和移动实验室。两类实验室都应满足应急检测的需求，保证检测结果准确、可靠。对不同功能和要求的检测区域应分区并明确标识，确保能够有效控制污染，防止病原微生物扩散，降低检测人员职业暴露风险。

（二）检测过程的质量控制

实验室检测过程包括样本的采集、运输、交接、检测、保存及处置等多个环节。须对所有环节进行严格的质量控制，确保得到准确、可靠的检测结果，指导现场疫情处置。

1.样本采集

样本采集对检验结果的可靠性和准确性起着至关重要的作用,也是整个检测过程质量控制中最容易被忽视却尤为重要的关键环节。

对样本采集的质量控制主要考虑以下几个方面。

(1)采样时机是否合适。

(2)采样部位是否正确,采集类型是否齐全。

(3)样本数量是否足够。

(4)采样技术是否规范。

(5)样本标识是否清晰和准确。

(6)采样登记是否完整。

2.样本运输

在突发急性传染病标本运输过程中,保护样本、保障生物安全以及完整记录运输过程,是确保应急检测结果准确、稳定的基本前提。

首先,样本应选择合适的介质和温度环境保存、运输。如疑似空肠弯曲菌感染的粪便标本应置于Cary-Blair氏运送培养基中运输;流感的咽拭子标本应置于Hank's液中运输;流行性脑脊髓膜炎的标本应保温运输,运输环境温度过高、过低或波动剧烈,均能造成样本活性的降低。

其次,突发急性传染病样本多为感染性物质,应使用专用的生物样本运送箱,采用WHO提出的三级包装系统运送样本。高致病性样本运输应按相关文件执行,未经批准不得运输。非高致病性样本运输由专人专车护送,任何单位及个人不得通过公共交通工具运输。运输过程应保留完整的文件记录,保证可回顾、可溯源。

3.样本交接

在疫情处置中,坚决杜绝为了节约时间而忽视或省略样本交接的情况发生。样本交接的质量控制要做到以下几点。

(1)核查样本质量:观察样本的基本性状是否符合要求,记录有无严重溶血、微生物污染、血脂过多以及黄疸等情况;对照病人发病时间,检查样本种类是否与病程相符合,如伤寒病人的血液样本是病程1~2周采集,若在病程的3~4周采集会大大降低伤寒沙门菌的检出率;判断样本取材是否正确,如痢疾病人的粪便样本应是新鲜排出的脓血便、黏液便或水样便,无病变的粪便含菌量较低。

(2)核对样本信息:观察样本上是否有标识,字迹是否能辨认,样本信息与送检单是否一致。

(3)保留纸质记录:填写样本接收单与回执单,并注明交接时间、双方姓名和联系方式。

（4）妥善处置不合格样本：如污染过重或认为样品不能接收，应立即安全废弃；与送样人交接时填写样本拒收单，需写明样本拒收原因，通知送样人并及时采集补充样本。

4.样本检测

实验室样本检测是整个突发急性传染病应急检测的主体内容，与检测结果的准确性和及时性产生直接联系，也是质量控制的主要环节。检测时应对检测方法、检测过程、检测结果等进行一系列质量控制，主要有以下几点。

（1）检测方法的质量控制：应急检测多选择自主研发的快速检测方法和商品化试剂，在检测前完成方法验证，在检测过程中还应采用多种方法平行比较。在样本数量充足的前提下，可以针对同一方法进行不同人员的平行操作实验，以减少来自检验人员的结果偏差。

（2）检验过程的质量控制：

①加入内部参照：针对目的病原进行检测的同时，还可在实验中加入相关的检测指标和检测手段。如临床样本的核酸检测中，可增加对人体细胞管家基因（如β-肌动蛋白基因、微管蛋白基因、糖酵解酶系基因等）的检测，以检验样本采集、核酸提取和扩增是否可靠。

②设置实验对照：在实验中应设置空白对照、阴性对照、阳性对照、标准曲线，或者利用标准菌（毒）株和标准物质等衡量手段。对未知病原或无法获得阳性对照的情况，要考虑利用其他方式对实验结果进行验证。如新发传染病的核酸检测，在无阳性核酸样本时，可以合成目的片段作为阳性对照。

③进行流程质量控制：实验室管理人员对实验流程进行监督质量控制，及时发现偏离质量体系或偏离检测工作程序的情况，并且采取预防措施，尽可能减少这类偏离。对检测步骤和检测环境应详细记录，并最终形成检验报告，提交审核。

5.样本保存与处置

样本运送至实验室后，应按标本类型和实验安排合理存放样本。样本一般要求储存至事件处置结束，必要时应保留更长时间，以备检验结果复核以及扩大项目检测。

实验室样本和废弃物在弃置之前，应按照相关要求去进行污染处理，处置过程填写销毁记录。

六、检测结果评估

应急检测的结果为突发传染病处置提供依据，对结果的评估直接影响着病例的临床诊治以及传染病控制策略。

（一）阴性结果评估

病原体检测结果为阴性，提示有以下可能：

（1）该疾病由其他病原引起。

（2）样本采集前病人已经过抗生素或抗病毒治疗。

（3）样本采集部位或采集时机不合适。

（4）样本采集、送检、保存等环节存在问题，病原体活力降低或死亡。

（5）检测方法不当，一些常规培养无法检测的细菌如厌氧菌、衣原体等应采用特殊培养方法；苛养菌（如嗜血杆菌、军团菌等）因培养基营养成分不佳或培养条件限制，导致漏检。

（6）检测手段和技术存在局限，方法灵敏度不够高或未能覆盖目标病原体。

当病原体检测结果为阴性时，应从以上环节推断结果的准确性；如怀疑为假阴性结果，应分析原因，采取弥补措施，条件允许的情况下再次采样重新检测。

（二）阳性结果评估

实验室检测阳性结果是判定疫情病原的重要依据。阳性结果的临床意义应结合流行病学和临床特征、采样部位、病原载量等进行综合判断。当出现多种阳性结果时，需认真分析和谨慎判断。

检测阳性结果与流行病学和临床特征一致，一般即可作出病因判断。病例样本病原学或IgM抗体检测结果为阳性时，提示该病原体可能为致病因子。暴发疫情中，大多数病例标本为同一阳性结果时，综合疾病临床表现、流行病学特征等情况判断病原学病因。判断新发传染病的病原体则需要考虑是否符合科赫原则。

流行病学和临床特征不支持实验室检测结果时，需进一步分析阳性结果的临床意义。一般来说，检测结果的临床意义与样本采集部位密切相关，血液、脑脊液等无菌部位检出病原临床意义较大。在非无菌部位如呼吸道检出病原体且载量较高，则该病原为病因的可能性较大；若检测结果为弱阳性或载量较低，则应考虑寄居病原的可能性。

当检出两种或两种以上微生物时，需考虑两种可能：

（1）多种病原合并感染，检出的微生物均为病原体。

（2）病人感染病原体后引起机会感染，样本含有多种病原体。

第四节 传染病的防治

传染病的防治工作是世界各国卫生防治工作的重点，其中医护人员在防控传染病的过程中担负着重要使命。由于多数传染病具有起病急、变化快、并发症多等特点，同时又具有传染性，传染病医院（科）是传染病患者集中的场所，这就要求公共卫生护士必须迅速、准确地进行传染病风险评估，实施严格的消毒隔离和管理，履行疫情报告职责，最终达到消灭传染病的目的。

一、传染病的风险评估

风险评估包括风险识别、风险分析和风险评价的全部过程，是系统地运用相关信息来确认风险的来源，并对风险进行估计，将估计后的风险与给定的风险准则进行对比，来决定风险严重性的过程。风险评估作为风险管理活动的核心组成部分，是人们发现风险、认识风险，进而采取措施消除和降低风险的重要途径，达到降低风险发生概率的目的，最终避免或减轻风险对社会经济发展的影响。开展传染病的风险评估，须遵循风险评估的基本准则，并紧密结合传染病自身特点，充分考虑开展传染病风险评估的背景或环境。影响传染病传播的传染源、传播途径和易感人群，以及环境因素、社会因素，是开展传染病风险评估时思考和研判的重点依据。

（一）计划和准备

（1）评估议题的确定：日常风险评估是建立在对不同来源监测数据分析的基础上，并根据监测数据的异常变化、疾病和突发公共卫生事件的特点及趋势、政府与公众关注的程度等来确定评估议题。监测信息的来源通常包括突发公共卫生事件监测系统、各类疾病监测系统、突发公共卫生事件相关的媒体检索信息、公共卫生服务热线及信息通报等。

对于专题风险评估，其评估议题一是来自日常风险评估发现的重要疾病和突发事件信息；二是来自大型活动和各种重要自然灾害、事故灾难信息；三是卫生行政部门指定的重要评估议题。

（2）评估方法的选择及人员确定：应根据风险评估议题和评估目的，选择适当的风险评估方法。日常风险评估多使用专家会商法；专题风险评估可选择德尔菲法、风险矩阵法及分析流程图法中的一种或多种，也可使用专家会商法或其他方法。根据评估目的、涉及领域和评估方法，确定参加评估人员的数量和要求。

（3）数据资料和评估表单的准备：进行正式的风险评估前，应完成对监测数据的初步分析,并收集整理相关的文献资料,如传染病风险评估可能涉及的相关信息,如致病力、传播规律、人群脆弱性、公众关注程度、应急处置能力和可利用资源等。开展大型活动、自然灾害和事故灾难的风险评估时,还应针对议题本身的特点,收集有关自然环境、人群特征、卫生知识与行为、卫生相关背景信息等资料。

(二) 实施

(1) 风险识别:风险识别是发现、确认并描述风险的过程。传染病风险识别过程重在收集、整理所评估传染病相关的风险要素,包括传染病流行情况、病原体特性、临床表现、流行特征、传播关键环节(传染源、传播途径、易感人群)、影响因素(环境因素、社会因素等)、防控措施、当地的应对能力(检测、诊断、救治)等内容。上述资料的收集方法有三种:一是系统查阅文献,系统回顾目标传染病相关知识的历史文献资料;二是现有监测数据分析、工作资料整理;三是进行访谈或专家咨询。

(2) 风险分析:风险分析是指认识风险属性,并对发生可能性及后果严重性进行估计或赋值的过程。

(3) 风险评价:风险评价是将风险分析结果与风险准则相对比,确定风险等级的过程。在突发公共卫生事件风险评估中,可能并没有明确的风险准则或者尚未设立明确的风险准则。在这种情况下,风险评价将主要依据风险分析结果与可能接受的风险水平进行对照,从而确定具体的风险等级,如将风险分为五个等级,即极低、低、中等、高、极高。

(三) 报告

风险评估报告通常采用定量分析、定性分析,以及定量与定性相结合的分析方法。在传染病风险评估工作中,常用的分析方法如下。

(1) 专家会商法:指通过专家集体讨论的形式进行风险评估。该评估方法依据风险评估的基本理论和常用步骤,主要由参与会商的专家根据评估的内容及相关信息,结合自身的知识和经验进行充分讨论,提出风险评估的相关意见和建议。会商组织者根据专家意见进行归纳整理,形成风险评估报告。优点是组织实施相对简单、快速,不同专家可以充分交换意见,这样评估时考虑的内容可能会更加全面。但意见和结论容易受到少数权威专家的影响,由于参与评估的专家不同,得出的结果可能也会有所不同。

(2) 德尔菲法:指按照确定的风险评估逻辑框架,采用专家独立发表意见的方式,使用统一问卷,进行多轮次专家调查,经过反复征询、归纳和修改,最后汇总成专家基本一致的看法，作为风险评估的结果。优点是专家意见相对独立，参与评估的专家专业领域较为广泛，所受时空限制较小，结论较可靠。但准备过程较复杂，评估周期较长，所需人力、物力较大。

（3）风险矩阵法：指由有经验的专家采用定量与定性相结合的分析方法，对确定的风险因素导致风险发生的可能性和后果的严重性进行量化评分，将评分结果列入二维矩阵表中进行计算，最终得出风险发生的可能性、后果的严重性，并最终确定风险等级。优点是量化风险，可同时对多种风险进行系统评估，比较不同风险的等级，便于决策者使用。但要求被评估的风险因素相对确定，参与评估的专家对风险因素的了解程度较高，参与评估的人员必须达到一定的数量。

（4）分析流程图法：指通过建立风险评估的逻辑分析框架，采用层次逻辑判断的方法，将评估对象可能呈现的各种情形进行恰当的分类。针对每一类情形，梳理风险要素，逐层对风险要素进行测量和判别，分析评估对象或情形的发生可能性和后果的严重性，最终形成风险评估的结果。优点是预先将不同类型事件的相关风险因素纳入分析判别流程，并且分析过程逻辑性较强。一旦形成逻辑框架，易使参与人员的思路统一，便于达成评估意见。但该方法在形成分析判别流程时，需要参与人员具备较强的专业能力和逻辑思维能力。

二、免疫规划

免疫规划工作是卫生事业成效最为显著、影响最为广泛的工作之一，也是各国预防控制传染病最主要的手段。

（一）疫苗分类

依据《疫苗流通和预防接种管理条例》，疫苗分为两类：第一类疫苗，指政府免费向公民提供，公民应当依照政府的规定接种的疫苗，包括国家免疫规划确定的疫苗，省、自治区、直辖市人民政府在执行国家免疫规划时增加的疫苗，以及县级以上人民政府或者其卫生主管部门组织的应急接种或者群体性预防接种所使用的疫苗；第二类疫苗，指由公民自费并且自愿接种的其他疫苗。

（二）国家免疫规划

1.乙型肝炎疫苗

接种3剂次，分别在儿童出生时、1月龄、6月龄各接种1剂次。第1剂在出生后24 h内尽早接种。

2.卡介苗

接种1剂次，儿童出生时接种。

3.脊髓灰质炎疫苗

接种4剂次，分别在儿童2月龄、3月龄、4月龄和4周岁各接种1剂次。

4.百白破疫苗

接种4剂次，分别在儿童3月龄、4月龄、5月龄和18～24月龄各接种1剂次。无细胞百白破疫苗免疫程序与百白破疫苗程序相同。对于无细胞百白破疫苗供应不足阶段，则按照第4剂次至第1剂次的顺序，用无细胞百白破疫苗替代百白破疫苗；不足部分继续使用百白破疫苗。

5.白破疫苗

接种1剂次，儿童6周岁时接种。

6.乙脑疫苗

接种2剂次，分为基础免疫和加强免疫，儿童8月龄时接种第1剂次，2周岁时接种第2剂次。

7.流脑疫苗

（1）A群流脑多糖疫苗

接种2剂次，分别在儿童6月龄和9月龄各接种1剂次。

（2）A+C群流脑多糖疫苗

接种2剂次，3周岁时接种第1剂次，6周岁时接种第2剂次（第1、2剂次间隔不少于3年）。

（3）A+C群流脑结合疫苗

接种程序可能因疫苗品牌而异，通常包括基础免疫和加强免疫，具体接种时间和剂次需遵循疫苗说明书和当地疾控中心指导。

8.麻腮风疫苗

接种2剂次，分别在儿童8月龄和18～24月龄各接种1剂次。

（三）接种对象

（1）现行的国家免疫规划疫苗按照免疫程序，所有达到应种月（年）龄的适龄儿童，均为接种对象。

（2）新纳入国家免疫规划的疫苗，其接种对象为规定实施时间起达到免疫程序规定各剂次月（年）龄的儿童。

（3）强化免疫的接种对象按照强化免疫实施方案确定。

（4）出血热疫苗接种为重点地区16～60岁的目标人群。

（5）炭疽疫苗接种对象为炭疽病例或病畜的间接接触者及疫点周边高危人群。

（6）钩体疫苗接种对象为流行地区可能接触疫水的7~60岁高危人群。

三、传染病的诊断

早期明确传染病的诊断有利于患者的隔离和治疗。传染病的诊断要综合分析以下三方面的资料。

（一）临床资料

全面准确的临床资料源于详尽的病史询问和细致的体格检查。病史询问应了解发病的诱因和起病的方式；进行体格检查时应注意有诊断价值的体征，如口周苍白圈、科氏斑、焦痂、腓肠肌压痛等。

（二）流行病学资料

流行病学资料在传染病的诊断中占重要地位。它包括发病年龄、职业、季节、地区及生活习惯、预防接种史及既往病史等。

（三）实验室及其他检查资料

1.一般检查

（1）血常规检查：细菌感染时白细胞计数常增多，如流行性脑脊髓膜炎、败血症等；病毒、原虫感染时白细胞计数常减少，如病毒性肝炎、疟疾等；嗜酸性粒细胞增多往往见于钩虫、血吸虫等蠕虫感染；嗜酸性粒细胞减少常见于伤寒、流行性脑脊髓膜炎等。

（2）尿常规检查：尿中见红细胞、白细胞、管型等，有助于钩端螺旋体病和肾综合征出血热的诊断。

（3）粪便常规检查：粪便中见红细胞、白细胞、虫卵等，有助于细菌性痢疾、感染性腹泻、蠕虫感染等消化道传染病的诊断。

（4）血液生化检查：血清酶学检测、血清蛋白检测、血尿素氮检测等有助于病毒性肝炎、肾综合征出血热等疾病的诊断。

2.病原学检查

通过显微镜或肉眼直接检出病原体而明确诊断，如从血液、骨髓涂片中可检出疟原虫、微丝蚴；从粪便涂片中检出各种寄生虫卵及阿米巴原虫，还可直接用肉眼检出绦虫节片。通过人工培养基分离培养检出病原体，如细菌、螺旋体和真菌等。

病毒、立克次体可通过动物接种或组织培养分离。在疾病早期及使用抗生素之前采集标本有助于提高检测阳性率。

3.分子生物学检测

通过分子杂交方法或聚合酶链反应（PCR）可检出特异性的病原体核酸，如检测肝炎病毒的DNA和RNA。

四、传染病的治疗

传染病的治疗要坚持综合治疗的原则，即治疗与护理、隔离与消毒并重，一般遵循治疗、对症治疗与病原治疗并重的原则。

（一）一般治疗和支持治疗

1.一般治疗

（1）隔离和消毒：按其所患传染病的传播途径和病原体的排出方式及时间，隔离可分为呼吸道隔离、消化道隔离、接触隔离等，并随时做好消毒工作。

（2）护理：保持病室安静整洁，空气流通，光线充沛（破伤风、狂犬病患者除外），温度适宜，能够使患者保持良好的休息状态。对休克、出血、昏迷、窒息、呼吸衰竭、循环障碍等患者实施专项特殊护理。舒适的环境、良好的护理对提高患者的抗病能力，确保各项诊断与治疗措施的正确执行具有非常重要的意义。

（3）心理治疗：医护人员良好的服务态度对患者的关心和鼓励等是心理治疗的重要组成部分，有助于提高患者战胜疾病的信心。

2.支持治疗

（1）饮食：保证一定的热量供应。根据不同的病情给予流质、半流质软食等，并补充各种维生素；对进食困难的患者，通过喂食、鼻饲或静脉补给必要的营养品。

（2）补充液体及盐类：适量补充液体及盐类对有发热、呕吐、腹泻症状的患者甚为重要，可维持患者水电解质和酸碱平衡。

（3）给氧：危重者如有循环衰竭或呼吸困难出现发绀时，应及时给氧。

（二）病原治疗

病原治疗亦称为特异性治疗，是针对病原体的治疗措施，具有抑杀病原体的作用，以此来达到根治和控制传染源的目的。常用药物有抗生素、化学治疗制剂和血清免疫制剂等。

1.抗菌治疗

针对细菌和真菌的药物主要为抗生素及化学制剂。应及早确定病原学诊断，熟悉选用药物的适应证、抗菌活性、药代动力学特点和不良反应，结合患者的生理、病理、免疫等状态合理用药。某些抗生素特别是青霉素有可能引起过敏反应，使用前应详细询问患者药物过敏史并做好皮试。

2.抗病毒治疗

目前有效的抗病毒药物尚不多，按病毒类型可分为以下三类。

（1）广谱抗病毒药物：如利巴韦林，对流感病毒（A型、B型）、DNA和RNA病毒均有效，但对乙型肝炎病毒作用不明显；广谱抗病毒药物对病毒性肺炎、甲型肝炎、疱疹、麻疹有防治作用，但临床评价不一。国内已证实对流行性出血热的早期疗效明显，有降低病死率、减轻肾损害、降低出血倾向以及改善全身症状等作用。

（2）抗RNA病毒药物：如奥司他韦，对甲型H5N1、H9N2流感病毒感染均有效。

（3）抗DNA病毒药物：如阿昔洛韦，常用于疱疹病毒感染；更昔洛韦对巨细胞病毒感染有效；核苷（酸）类药物（包括拉米夫定、替比夫定等）抑制病毒反转录酶活性，是目前常用的抗乙型肝炎病毒药物。

3.抗寄生虫治疗

氯喹是控制疟疾发作的传统药物。自从发现抗氯喹恶性疟原虫以来，青蒿素类药物受到广泛关注。阿苯达唑、甲苯达唑是目前治疗肠道线虫病的有效药物。乙胺嗪及呋喃嘧酮用于治疗丝虫病。吡喹酮是最主要的抗吸虫药物，对血吸虫病有特效。

4.免疫治疗

抗毒素用于治疗白喉、破伤风、肉毒中毒等外毒素引起的疾病。治疗前须做皮试，因其属于动物血清制剂，容易引起过敏反应，对抗毒素过敏者必要时可用小剂量逐渐递增的脱敏方法。干扰素等免疫调节剂可调节宿主免疫功能，用于乙型肝炎、丙型肝炎的治疗。胸腺素作为免疫增强剂也可在临床使用。免疫球蛋白作为一种被动免疫制剂，通常用于严重病毒或细菌感染的治疗。

（三）对症治疗

对症治疗不但有减轻患者痛苦的作用，而且可通过调节患者各系统的功能，达到减少机体消耗、保护重要器官，使损伤降至最低的目的。例如，在高热时采取的各种降温措施，颅内压升高时采取的脱水疗法，抽搐时采取的镇静措施，昏迷时采取的恢复苏醒措施，心力衰竭时采取的强心措施，休克时采取的改善微循环措施，严重毒血症时采用肾上腺糖皮质激素疗法等，均能使患者度过危险期，促进其康复。

五、传染病的预防

（一）管理传染源

（1）传染病患者：传染病患者管理应尽量做到"五早"（早发现、早诊断、早报告、早隔离、早治疗）。建立健全的医疗卫生防疫机构，开展传染病卫生宣传教育，提高人群对传染病的识别能力，对早期发现、早期诊断传染病有重要意义。一旦发现传染病患者或疑似患者，应立即实施隔离治疗。隔离期限由传染病的传染期或检查结果而定，应在临床症状消失后进行2~3次病原学检查（每次间隔2~3 d），当结果均为阴性时方可解除隔离。传染病的报告制度是早期发现传染病的重要措施。

（2）传染病接触者：传染病接触者指与传染源发生过接触的人。接触者可能受到感染而处于疾病的潜伏期，有可能是传染源。对接触者应根据具体情况采取检疫措施、医学观察、预防接种或药物预防。检疫期限由最后接触之日算起，至该病最长潜伏期。

（3）病原携带者：在人群中发现病原携带者，应对其采取管理、治疗、随访观察、调整工作岗位等措施。特别是对于服务行业及托幼机构工作人员应定期检查，便于及时发现病原携带者。

（4）动物：对于动物传染源，根据需要组织有关部门和单位采取隔离、扑杀、销毁、消毒、无害化处理、紧急免疫接种、限制易感染的动物和动物产品及有关物品出入等措施。

（二）切断传播途径

根据各种传染病的传播途径采取措施。

（1）消化道传染病：应着重加强饮食卫生、个人卫生及粪便管理，保护水源，消灭苍蝇、蟑螂、老鼠等。

（2）呼吸道传染病：应着重进行空气消毒，提倡外出时戴口罩，流行期间少到公共场所；教育群众不随地吐痰，咳嗽和打喷嚏时要用手帕/手纸捂住口鼻。

（3）虫媒传染病：采用药物等措施进行防虫、驱虫、杀虫；加强血源和血液制品的管理、防止医源性传播是预防血源性传染病的有效手段。

做好隔离和消毒工作是切断传播途径的重要措施。

（三）保护易感人群

1.增强非特异性免疫力

非特异性免疫是机体对进入体内异物的一种清除机制，不牵涉对抗原的识别和免疫应答的增强。可以通过天然屏障作用（如皮肤、黏膜、血-脑屏障和胎盘屏障等）、单核吞噬细胞系统的吞噬作用、体液因子作用（如补体、溶菌酶、各种细胞因子）来清除病原体。增强非特异性免疫力的措施包括改善营养、加强体育锻炼、形成规律的生活方式、养成良好的卫生习惯等。

2.增强特异性免疫力

特异性免疫指对抗原特异性识别而产生的免疫。特异性免疫通常只针对一种传染病，感染后免疫都属于特异性免疫，而且是主动免疫。增强特异性免疫力可采用人工免疫法，其中包括人工自动免疫和人工被动免疫两类。

（1）人工自动免疫：是根据病原微生物及其产物可激发特异性免疫的原理，用病原微生物或其毒素制成生物制品给人预防接种，使人主动地产生免疫力。预防接种后，人体免疫力可在1～4周内出现，并且能够维持数月至数年。人工自动免疫用的生物制品有活菌（疫）苗、死菌（疫）苗、类毒素三种。活菌（疫）苗由毒力减弱的活病原体（如细菌、螺旋体、病毒、立克次体等）制成，亦称减毒活菌（疫）苗，目前常用的有卡介苗、脊髓灰质炎疫苗等。死菌（疫）苗亦称为灭活菌（疫）苗，如目前常用的伤寒副伤寒联合菌苗、流脑多糖菌苗、流行性乙型脑炎灭活疫苗等。细菌所产生的外毒素经甲醛处理后，去其毒性而保留其抗原性即为类毒素，如白喉类毒素、破伤风类毒素等。目前已从完整病原体疫苗发展到基因工程合成的蛋白质或肽链疫苗。

（2）人工被动免疫：是用含特异性抗体的免疫血清给人注射，以提高人体免疫力。注入人体后免疫立即出现，但持续时间仅有2～3周，主要用于治疗某些由外毒素引起的疾病，或是与某些传染病患者接触后的应急预防措施。人工被动免疫用的生物制品有抗毒素与丙种球蛋白、特异高价免疫球蛋白等。

六、应对新发传染病的策略

为有效防控新发传染病，必须建立以政府为主导，海关口岸、疾病预防控制中心、医疗机构及其他社会部门各司其职、共同参与的联防联控策略。

（一）政府部门

需要继续加大公共卫生领域的财政投入，完善公共卫生服务体系。继续完善新发传染病的监测，提高对新发传染病的监测和预警能力；建立针对新发传染病早期预警的监测网络体系，进一步提高疫情的识别能力。

（二）海关口岸

作为新发传染病进入或输出国门的第一道防线，必须加强应对新发传染病的信息化建设，形成"预警—发现—追踪—处理"的综合一体化平台，从而提高对新发传染病的防控效率。

（三）疾病预防控制中心

应加强对新发传染病的监测和完善相关报告系统，密切关注国内外新发传染病的流行态势，掌握新发传染病的流行特征及影响环节，并提出合理的防控措施。同时，定期培训临床医师对新发传染病的早识别及诊断能力。

（四）医疗机构

医院是发现、隔离和诊治患者，切断传播途径的主要场所。医疗机构应做好日常感染防控工作，能够让医护人员早发现、早诊断，及时更新各种应急预案，做好人员防护和物资储备。疫情一旦发生，应严格按照预案进行患者隔离、治疗和医学观察。

七、传染病防治的健康教育

（一）疾病知识宣教

充分利用各种传播媒介，采取多种宣传形式，开展健康教育，以提高群众的预防意识。宣传传染病的预防知识，使群众了解疾病的特征与预防方法，消除不必要的紧张、恐惧心理。保持室内经常通风换气，保持环境卫生；养成良好的个人卫生习惯；流行期间避免前往空气流通不畅、人口密集的公共场所。

（二）出院指导

根据疾病特点，对出院患者做好健康指导和随访。例如，出院后在家继续休息1~2周，保证充足的睡眠，避免过度疲劳，休息期间避免与他人密切接触；注意个人卫生，不共用毛巾，勤洗手，洗手后用清洁的毛巾或纸巾擦干；保持乐观情绪；注意营养，应给予高热量、高蛋白、高维生素、清淡易消化的食物，避免刺激性食物；每天上午、下午各测量体温一次，发现体温异常时须及时到指定医院发热门（急）诊就诊。

（三）社区疫情的预防指导

为防止疾病在人群中传播，须强化公共社区健康政策和隔离措施，对出现的疑似感染患者或疑似患者的家庭成员或其他密切接触者进行医学观察，对疫点要及时采取消毒措施。

（四）心理护理

根据患者的心理特点，需对其耐心、细致地讲述相关传染病的病程规律，使其安心并积极配合治疗。对被隔离的传染病患者，因其与社会交往减少，更要重视其心理状态，可采用解释、支持、认知调整等心理护理措施，耐心指导其慢慢适应隔离的生活。

第六章　社区康复护理

第一节　社区康复护理概述

社区康复护理是在康复医师的指导下，在社区层次上，以家庭为单位、以健康为中心、以人的生命为全过程，社区护士依靠社区内各种力量，即残疾者家属、义务工作者和所在社区的卫生教育劳动就业和社会服务等部门的合作，对社区伤残者进行的护理服务。社区康复护理能够使出院回家的患者在社区继续接受康复治疗，最大限度地恢复病、伤、残者的活动功能、劳动和工作能力、生活自理能力等，以便重新步入家庭和社会生活。

一、社区康复护理服务原则

（一）功能训练贯穿全程

功能训练是社区康复护理的基本内容。早期、长期功能训练，能有效预防残疾的发生、发展，最大限度地恢复患者的机体功能。

（二）注重与实际生活结合

社区康复护理训练应注重实用性，训练内容与日常生活活动相结合，从而使患者恢复自理能力，实现自我康复护理。

（三）注重心理康复

应注意患者情绪、心理的变化，帮助他们消除消极情绪，加强心理康复，最大限度地使其适应社会、融入社会。

（四）提倡协作精神

良好的协作关系是患者得到最佳康复疗效的关键。康复护理人员应积极与其他人员进行良好的沟通交流，保持良好的人际关系，促进患者康复。

二、社区康复护理服务对象

（一）残疾人

残疾人是指生理、心理、精神、解剖结构和功能异常或丧失，部分或全部失去以正常方式从事个人或社会生活能力的人。可分为肢体障碍、听力障碍、语言障碍、智力障碍、多重障碍、精神障碍和其他障碍的人。根据《国际残损、残疾、残障分类》（*International Classification of Impairments, Disabilities & Handicap*, ICIDH），可将残疾分为以下3种。

（1）残损（impairment）：由于各种原因导致身体结构、外形、器官或系统生理功能以及心理功能受到损害，使身体、精神或智力活动受到不同程度的限制，但个体仍能完成日常生活自理，仅是生物器官水平上的功能障碍。因此，残损又称结构功能缺损。

（2）残疾（disability）：现改称为"活动受限"，是指个人活动能力受限或缺乏，个体不能按正常的方式和范围进行活动，但可借助辅助设施解除活动受限，是个体水平上的功能障碍。因此，残疾又称个体能力障碍。

（3）残障（handicap）：现改称为"参与限制"，是指由于残损或残疾限制或阻碍个体完成正常（按年龄、性别、社会、文化等因素）的社会功能的困难程度，是社会水平上的功能障碍。因此，残障也称社会能力障碍。

残损、残疾、残障是器官、个体和社会三个不同水平上的功能障碍，它们之间存在紧密的联系。如果残损得不到合理的治疗可能发展为残疾甚至残障，而残障也可能通过康复的介入而转化为残疾或残损，三者之间没有绝对界限。

（二）年老体弱者

人会经历一个自然衰老的过程。一方面，个体进入老年期后，会出现不同程度的功能减退，如耳目失聪、行动不便等；另一方面，个体由于疾病，特别是高血压、冠心病、慢性骨关节疾病，会引起功能障碍而致残疾。因此，老年人特别是老年残疾人，在生活自理、经济收入、参与家庭和社会活动等方面均存在不同程度的康复需求。通过康复护理措施，有利于延缓衰老的过程，提高年老体弱者的生活质量。

(三) 慢性病患者

随着康复医学的发展，康复范围不断扩大，已由原来的促进存在于疾病的发生、发展过程中的康复，扩大到促进智力残疾、精神残疾、感官残疾以及心肺疾病、癌症、慢性疼痛等的康复。这些病往往以慢性病的形式出现，导致各种功能障碍，使原发病病情加重并形成恶性循环。慢性病患者多数时间在社区家庭中生活，需要长期医疗指导及康复训练。社区护士通过康复护理指导慢性病患者进行功能的恢复，以防止原发病的恶化和并发症的发生。

第二节 社区康复护理内容与技术

一、社区康复环境改造

残疾人由于行动不便，需借助各种助行工具。因此，理想的康复环境和设施有利于实现康复目标。社区护士应当了解、掌握康复环境及设施的要求，重视康复环境的选择和建立，其中无障碍设施是良好康复环境的最基本要求。如楼梯、扶手、坡道、洗手间、浴室等，应以《城市道路和建筑物无障碍设计规范》为标准，为乘轮椅者、拄拐杖者和拄盲杖者提供便利、安全的通行空间和使用条件。

(一) 家庭环境

为了方便使用轮椅的患者进行日常活动，家庭设施的高度均应低于一般常规高度，如各种开关、桌面、房间窗户和窗台的高度均应略低于一般房间的高度；房间、卫生间等房门应当以推拉式为宜，门把手宜采用横执把手；在楼梯、走廊、卫生间、浴室和房间的墙壁上应安装扶手；地面要平坦、防滑且没有高低差，房门取消门槛；门厅要有足够的照明且夜间光照要充足，门厅、通道、卧室等处应设双控照明开关，以利于开关电灯。

(二) 社区环境

非机动车车行道一般路宽不小于2.5 m；人行道应设置缘石坡道，宽度不小于1.2 m，表面材料宜平整、粗糙，地下管线和井盖要与地面接平；人行天桥和人行地道的每个梯段的台阶不应超过18级，梯道段之间应有宽度不小于1.5 m的平台，而且人行天桥和人行地道的两侧应安装扶手,地面要防滑,有触感块材,人行天桥和人行地道的高度均应超过2.2 m;主要商业街和道路交叉口应安装交通信号音响,便于视力残疾者通行;公共厕所应设有残疾人厕位,安装坐便器,厕所内应留有1.5 m×1.5 m的轮椅回转面积。

二、日常生活活动训练

日常生活活动能力(activity of daily living,ADL)对于正常人来讲极为简单与普通,但病、伤、残者由于功能障碍,往往部分甚至全部丧失日常生活能力。因此,日常生活活动能力的训练目的是使残疾者在家庭和社会中尽量不依赖或少依赖他人而完成各项功能活动。

日常生活活动训练的内容包括以下几个方面。

(一)进食训练

要根据康复护理对象的功能状态选择适宜的餐具、进餐姿势、进餐动作、咀嚼和吞咽功能等的训练。如坐在床上吃饭,可分解为体位变化、抓握餐具、送食物入口、咀嚼和吞咽动作。

1.进餐的体位训练

最简单的动作是从仰卧位变为坐位。根据患者残疾程度不同,选择不同的方法,如训练患者应用健侧手和肘部的力量坐起,或由他人帮助和用辅助设备等坐起。维持坐位平衡训练,做到坐好、坐稳或依靠背支撑坐稳。

2.抓握餐具训练

开始可抓握木条或橡皮,继之用匙。丧失抓握能力、协调性差或关节活动范围受限的患者常无法使用普通餐具,应将餐具加以改良。如将特制的碗、碟加以固定,特制横把或长把匙、刀、叉等。

3.进食动作训练

先训练手部动作和模仿进食,然后训练进食动作。训练时帮助护理对象用健手把食物放在患手中,再由患手将食物放入口中,以训练患、健手功能的转换。

4.咀嚼和吞咽训练

吞咽困难者必须先做吞咽动作的训练后再进行进食训练。进食前患者要先肯定无误咽并能顺利喝水时,才可试行自己进食。先用糊状食物、稀粥等,逐步从流质到半流质再到普食,每次量不宜过多,并尽量放在舌后部,且要稳、慢。

进行饮食训练时必须创造良好的饮食环境,根据康复护理对象的具体情况提供适宜的饮食种类,并保证充足的营养成分和足量水分的摄入。偏盲护理对象用餐时应将食物放在健侧；对于视觉空间失认、全盲者，应将食物按顺序摆放，并告知护理对象。

（二）排泄训练

1.排尿功能自理训练

首先进行排尿反射的训练，其次是排尿方法的训练，最后还要指导康复对象通过对水分的控制与排尿时间的配合来建立排尿的规律。

2.排便功能自理训练

（1）通过按摩腹部的方式帮助康复对象促进肠蠕动，进行排便。

（2）针对康复对象存在排便功能障碍的性质和原因采取对策，对于无排便功能者采取手法摘便。

（3）配合使用一些栓剂或灌汤方法。

（三）清洁训练

清洁训练包括洗漱动作，即移到洗漱处、开关水龙头、洗脸、刷牙、化妆等；入浴活动，即移至浴室、完成入浴的全过程、移出浴室等。根据患者残疾情况，尽量训练其自己洗漱、洗浴。

1.洗脸、洗手、刷牙

（1）脸盆放在康复护理对象前方中间位置，指导其用健手洗脸、洗手。洗健手时，将脸盆固定住，患手贴在脸盆边放置，擦过香皂后健手及前臂在患手上搓洗。拧毛巾时可以将毛巾绕在水龙头上或将毛巾绕在患侧前臂上，再用健手将其拧干。

（2）对于牙膏盖，可以借助身体将物体固定的方法，再用健手将盖旋开。

（3）剪指甲时，可以将指甲剪固定在一木板上，木板再固定在桌上，一端突出桌沿，指甲剪把处系上小绳并穿过木板，绳端系上一小环。一手伸入环中用力一拉，即可剪去伸入指甲剪刀口内的指甲。

2.洗浴

（1）沐浴：康复护理对象坐于椅子或轮椅上，先开冷水管，再开热水管调节水温。洗澡时可用健手持毛巾擦洗或用长柄的海绵刷擦洗后背。

（2）盆浴：康复对象坐在浴盆外椅子上（最好是木制椅子，高度与浴盆边缘相等），先用健手把患腿置于盆内后，再用健手握住盆沿，然后用健腿撑起身体前倾，康复对象移至盆内椅子上，再把健腿放于盆内。另一种方法是康复护理对象先将臀部移向浴盆内横板上，再将健腿放入盆内，最后帮助患腿放入盆内。

（四）更衣训练

衣物穿脱动作的训练，必须在坐位平衡的条件下进行；在衣物选择上，应选用大小、松紧、厚薄适宜，易吸汗，又便于穿脱的衣、裤、鞋、袜。大部分患者在日常生活活动中，穿脱衣服可用单手完成。如偏瘫患者穿前开襟上衣时，可先穿患肢，脱衣时先脱健肢，这样容易完成穿脱衣动作；穿套头上衣时，患手穿好袖子拉到肘以上，再穿健手侧的袖子，最后套头，脱时先将衣身脱至胸部以上，再用健手将衣服拉住，在背部从头部脱出，然后脱出健手，最后脱患手。截瘫患者若能取平稳坐位，可自行穿、脱上衣，穿裤子时，可先取坐位，先将患腿伸入裤腿中，再穿健腿，再取卧位，抬高臀部，将裤子提上、穿好。如患者活动范围受限，穿脱普通衣服困难，应设计特制衣服，如宽大的、前面开合式衣服。穿脱袜子和鞋，患者可取坐位，双手交叉将患侧腿抬起置于健侧腿上，用健手为患足穿袜子或鞋，将患侧下肢放回原地，全脚掌着地，重心转移至患侧。如患者手指协调性差，不能系、解衣带或纽扣时，可使用摁扣、拉链、搭扣等，以方便患者使用。

三、体位训练

基本的体位有仰卧位、侧卧位、俯卧位、坐位和立位。体位变换主要包括翻身、移动（纵、横移动）、体位转换（卧位—坐位—立位）、手支撑位等。其目的是防止压疮和肢体挛缩，保持关节良好的功能位置。

（一）体位

1.仰卧位

双足紧蹬足底板，踝背屈90°，以防足下垂；足跟悬空放在足底板与垫子之间的空隙处，足后跟悬空状态，足趾朝上，以防压疮。在臀部外侧置小枕，以防髋外旋畸形。两膝及两髋关节置于伸位，以防髋及膝关节屈曲性挛缩，并为站立、步行打下基础。肩关节外展90°左右，肘伸直或屈，腕伸直，掌心向上，手指与指关节及掌关节处部分屈曲，拇指外展，手指间关节处略屈曲。

2.侧卧位

偏瘫患者不宜长时间仰卧位，以健侧卧位最适宜。截瘫和四肢瘫患者宜两侧轮流侧卧。

（1）健侧卧位：健肢在下，患肢在上，头部垫枕。患侧上肢下垫枕，使患肩前伸，前臂悬前，腕、指伸展置于枕上。患侧髋、膝关节置于另一枕上，同时注意足不能悬空。健侧上肢可放在任何舒适位置，下肢平放在床上。

（2）患侧卧位：患肢在下，健肢在上，头部垫枕，躯干稍向后旋转，后背用枕头稳固支撑。患侧上肢前伸，前臂外旋，肘关节自然呈背屈位，手指张开，掌心向上。患髋伸展，膝轻度屈曲。健侧上肢置于身上，健腿屈曲置于枕上。

3.俯卧位

如患者心、肺及骨骼情况允许，可采用俯卧位，这样可使髋关节充分伸展，并可缓解身体后部骨隆突处受压组织部位的压力。患侧俯卧，头偏向一侧，两臂屈曲置于头的两侧；胸部、髋部及踝部各垫一软枕。

（二）体位转换

1.床上翻身

主要包括主动翻身训练和被动翻身训练两种方式。主动翻身训练是最基本的翻身训练方法之一，常用的方法主要有伸肘摆动翻身和向健侧翻身两种。被动翻身训练又可分为被动向健侧翻身和被动向患侧翻身两种。

（1）伸肘摆动翻身法：

①双手十指交叉，患手拇指压在健手拇指上方（Bobath式握手）。

②在健侧上肢的帮助下，双上肢伸肘，肩关节前屈，上举。

③足踩在床面上，屈膝。

④健侧上肢带动偏瘫侧上肢摆向健侧，再反向摆向患侧，利用摆动惯性向患侧翻身。向健侧翻则摆动方向相反。

（2）向健侧翻身：

①屈肘，健手前臂托住病肘。

②健腿插入患腿下方。

③旋转身体，同时以健腿搬动患腿、健肘搬动患肘翻向健侧。

（3）被动向健侧翻身：先旋转上半部躯干，再旋转下半部躯干。

①护士一手置于患者颈部下方，另一手置于患侧肩胛骨周围，将患者头部及上半部躯干转为侧卧位。

②一手置于患侧骨盆将其转向前方，另一手置于患侧膝关节后方，将患侧下肢旋转并摆放于自然半屈位。

（4）被动向患侧翻身：

①护士帮助患者将患侧上肢外展置于90°体位。

②患者自行将身体转向患侧。若患者完成有困难，护士可采用健侧翻身的方法，帮助患者完成动作。

2.床上横向移动

（1）健足伸到患足下方，钩住患足向左（右）移动。

（2）健足和肩支起臀部，将下半身移向左（右）侧。

（3）臀部向左（右）移动。

（4）头向左（右）移动。患者完成困难时，护士也可以一手放于患者膝关节上方，另一手抬起患者臀部，帮助其向一侧移动。

（三）坐位及坐位平衡训练

长期卧床患者坐起时，会有倾倒现象。为保持躯体平衡，可先用靠背架支撑或端坐在靠背椅上，待其坐稳后，可左右、前后轻推，训练其平衡力。偏瘫患者可将患手放置腹部，患腿放置健腿之上，并移至床旁，健手抓住床栏坐起，将双腿移至床沿下；也可在床上系带，用健手拉带坐起等。进行左右平衡训练时，护士应坐在患者患侧，一手置于腋下，另一手置于健侧腰部，叮嘱患者身体重心先移向患侧，然后移向健侧，反复进行练习；进行前后平衡训练时，协助患者身体重心前后倾斜，然后慢慢恢复中立位，反复进行练习。

（四）立位及立位平衡训练

当患者能够自行坐稳、下肢肌力允许时，可行起立动作及立位平衡训练。起立后要注意扶持，以防发生意外。偏瘫患者站立时，首先将身体重心放在健肢上，两脚分开约30 cm，站稳后再试将重心移向患肢，做轮流负重训练。转换方向时，将患侧下肢抬起，以健侧下肢为轴，向外或向内旋转，然后将两腿放好。立位平衡训练时，双足分开一足宽，双腿垂直站立；双肩垂直于双髋上，双髋在双踝之前；髋、膝伸展，躯干直立；双肩水平位，头中立位。站立时，不仅应练习平静站立，还应早期练习使身体向前后、左右摆动，上半身向左右转动。可依次协助患者进行扶站、平行杠内站立、独立站立以及单足交替站立。训练时要注意安全，尤其是高龄或体弱者，要进行辅助，防止摔倒、骨折等事故发生，也可给予单拐或双拐辅助器辅助。

（五）移动训练

患者因某种功能障碍，不能很好地完成移动动作，需借助手杖、轮椅等完成，严重者需靠他人帮助。移动训练是帮助患者学会移动时所做的各种动作，独立完成日常生活活动。

1.立位移动训练

当患者能平稳站立时,应进行行走训练。起立动作与行走动作几乎同时开始。

2.扶持行走训练

患者需要扶持时,扶持者应在患侧扶持,也可在患者腰间系带子,便于扶持,同时以免限制患者双腿活动。

3.独立行走训练

先将两脚保持立位平衡状态。行走时,一脚迈出,身体倾斜,重心转移至对侧下肢,两脚交替迈出,使整个身体前进。训练时,可利用平衡杠,这是患者练习站立和行走的主要工具。患者可以练习健肢与患肢交换支持体重,矫正步态,改善行走姿势。

4.拐杖行走训练

拐杖训练是用于使用假肢或瘫痪患者恢复行走能力的重要锻炼方法。拐杖长度应按患者的身高及上肢长度而定,帮助患者选择合适的拐杖。

双拐行走训练步骤:

(1)首先在卧位锻炼两上臂肌力、肩部肌力、锻炼腰背部和腹部肌力,然后再练习起坐和坐位平衡,完成后可以训练架拐站立。

(2)将两拐杖置于足趾前外侧15~20 cm,屈肘20°~30°,双肩下沉,将上肢的肌力落在拐杖的横把上。背靠墙站立,将重心移至一侧拐杖或墙壁,提起另一侧拐杖,再提起双侧拐杖。

(3)两拐杖置于两腿前方,向前行走时,提起双拐置于最前方,将身体重心置于双拐上,用腰部力量摆动向前。

单拐行走训练步骤:健侧臂持杖行走时,拐杖与患侧下肢同时向前,继之健侧下肢和另一臂摆动向前;或将健侧臂前移,然后移病腿,再移健腿,或反之也可以,可由患者自行选择。

第三节 伤残者康复护理

一、脑血管意外患者的社区康复护理

(一)脑血管意外概述

脑血管意外(cerebral vascular accident,CVA)又称脑卒中,是各种原因造成的急性脑血管循环障碍，导致持续性＞24 h大脑半球或脑干局灶型神经功能缺损的一组疾病的总称。根据病因和临床表现的不同，可分为出血性脑血管意外和缺血性脑血管意外两类。

脑血管意外以其发病率高、致残率高、死亡率高及复发率高的"四高"特点成为当前严重威胁人类健康的一类重要疾病。因此，开展社区脑血管意外康复护理对改善患者的功能障碍、提高患者的自理能力、促使其最大限度地回归社会具有重要意义。

（二）常见功能障碍

由于病变性质、部位、大小等不同，脑血管意外所导致的障碍及严重程度也有所区别。脑血管意外引起的障碍具有多样性和复杂性的特征，其中偏瘫和失语是最常见的功能障碍。

1.运动功能障碍

最常见功能障碍之一，大多数患者表现为病灶对侧上、下肢体的瘫痪即偏瘫，是致残的重要原因。其功能恢复一般经过软瘫期、痉挛期、相对恢复期和后遗症期。

2.言语功能障碍

40%～50%的脑血管意外患者会发生言语功能障碍，包括失语症、构音障碍和言语失语症。

3.共济障碍

四肢协调动作和行走时的身体平衡发生障碍，又称共济失调。其表现为坐、立位不稳，步行困难。

4.感觉功能障碍

约65%的脑血管意外患者有不同程度的感觉功能障碍，主要有痛觉、温度觉、触觉、本体觉和图形觉的减退或消失。

5.认知功能障碍

指患者对事物的感觉、知觉、记忆、注意、识别、理解和智能等出现障碍。约有35%的脑血管意外患者会发生认知功能障碍，主要表现为定向力、注意力、计算力、处理问题能力等水平下降。认知功能障碍损害的程度不仅对脑血管意外患者预后有明显的影响，还影响患者的康复训练过程。

6.日常生活活动能力障碍

脑血管意外患者由于运动功能、感觉功能、认知功能等多种功能障碍并存，导致日常活动能力下降或丧失。表现为患者不能独立完成个人日常生活活动，如洗漱、进食、穿衣、如厕、洗澡、家务劳动等。

7.心理障碍脑血管意外

患者由于脑组织受损,常导致情绪障碍、行为障碍、躯体化不适主诉增多、社会适应不良和日常生活无规律等问题。

8.其他

可因面神经功能障碍而出现额纹消失、口角歪斜及鼻唇沟变迁等表情肌运动障碍,可影响发音和饮食;还可能出现大小便功能障碍和自主神经功能障碍。

(三)社区康复护理措施

脑血管意外患者回社区后,绝大多数患者存在不同程度的后遗症,如偏瘫、痉挛畸形、共济失调、肌力减退、姿势异常等,这严重影响了患者的日常生活,给家庭、社会带来了负担。社区康复护理的目的是根据脑血管意外患者的障碍情况,充分利用社区资源,积极采取一些康复护理措施,预防残疾的发生,帮助和加快受损功能的恢复,减轻残疾的程度,帮助训练患者适应周围环境,增强患者的活动能力和参与社会的能力,最大限度地提高生活质量。

1.软瘫期的康复护理

软瘫期是指发病1~3周内(脑出血2~3周,脑梗死1周左右),患者意识清醒或有轻度意识障碍,且生命体征平稳,但患肢肌力、肌张力低下,腱反射减弱或消失。在不影响临床抢救、不造成患者病情恶化的前提下,应及时介入康复护理措施,以预防并发症以及继发性残疾的发生。

(1)良肢位:又称为抗痉挛体位。脑血管意外数日内,肢体的瘫痪为迟缓性瘫痪,之后随着肌张力的恢复很快出现痉挛性瘫痪,表现为上肢屈肌痉挛,下肢伸肌痉挛。良肢位是为防止或对抗痉挛模式的出现,保护肩关节以及早期诱发分离运动而设计的一种治疗性体位。主要有健侧卧位、患侧卧位及仰卧位。

(2)被动运动:若患者病情稳定、生命体征平稳,在发病后3~4日,虽无主动肌力收缩,无法完成主动运动,但仍应由护士对其患肢所有的关节做全范围关节被动运动,以防关节挛缩。每日2~3次,运动时注意用力适中、动作轻柔、有节奏,活动顺序由肢体的近端到远端,活动幅度可由小逐渐至全范围缓慢进行,直至其主动运动恢复。

(3)按摩:对患肢进行按摩可促进血液、淋巴回流,防止和减轻水肿,这也是一种运动—感觉刺激,有利于运动功能恢复。按摩要轻柔、缓慢、有节律地进行,不能使用强刺激性手法。对肌张力高的肌群用安抚性质的按摩使其放松,对肌张力低的肌群则予按摩和揉捏。

第六章 社区康复护理

（4）主动运动：对于能主动完成运动的患者，应尽早指导其进行主动运动。此期所有主动训练都应在床上进行，要循序渐进，幅度从小到大，每次活动范围应在达到最大可能范围后再稍用力超出，以轻度疼痛作为终止信号，然后稍作停顿，再还原。

①翻身训练：指导患者学会两侧翻身，以免长期固定于一种姿势，出现压疮、肺部感染等并发症。

②桥式运动：在床上进行翻身训练时，必须加强患侧伸髋屈膝肌的练习，这样可有效避免患者以后行走时出现偏瘫步态。方法：A.患者呈仰卧位上肢放于体侧；B.双下肢屈髋屈膝；C.足平踏于床面，伸髋，使臀部抬离床面，维持该姿势并酌情持续5～10 s。若髋外旋外展无法支持时，护士可帮助其将患膝稳定。进一步训练可让患者将健足抬离床面，单用患侧负重进行上述运动。

2.痉挛期的康复护理

在软瘫期2～3周，肢体开始出现痉挛并逐渐加重且常持续3个月左右。此期的康复护理目标是通过抗痉挛姿势的摆放来预防痉挛模式和控制异常的运动模式，促进分离运动恢复，加强偏瘫侧肢体的主动活动并与日常生活活动相结合。

（1）抗痉挛训练：大部分患者患侧上肢以屈肌痉挛占优势，下肢以伸肌痉挛占优势。

①针对上肢可采用卧位抗痉挛训练：采用Bobath式握手上举上肢，使患侧肩胛骨向前，患肘伸直。

②针对下肢可采用仰卧位双腿屈曲，Bobath式握手抱住双膝，将头抬起，前后摆动使下肢更屈曲。此外，桥式运动也有利于抵制下肢伸肌痉挛。

（2）患肢的功能训练：

①被动活动肩胛带和肩关节：患者仰卧，以Bobath式握手用健手带动患手上举，伸直和加压患臂。

②下肢控制能力训练：髋、膝屈曲训练，踝背屈训练及下肢内收、外展控制训练。

（3）坐位及平衡训练：

①坐位耐力训练：详见本章第二节。

②从卧位到床边坐起训练：A.患者先移至床边。B.用健腿将患腿移于床边外，患膝自然屈曲。C.头向上抬，躯干向患侧旋转，健手横过身体。D.在患侧用手推床，把自己推至坐位，同时摆动患腿下床。必要时护士可一手放在患者健侧肩部，另一手放于其臀部帮其坐起，但要注意不能拉患肩。

（4）立位及立位平衡训练：详见本章第二节。

3.恢复期康复护理

此期一般是指发病后4~6个月。此期肢体肌肉痉挛基本消失,分离运动平衡,协调性良好,但速度较慢。因此,此期的康复护理目标是进一步进行选择性主动运动和运动速度的恢复,使患者掌握日常生活活动技能,提高生活质量。

(1)上肢和手功能训练:进一步加大痉挛阶段各种训练的难度,抑制共同运动,提高运动速度,促进手的精细动作。可通过作业性功能训练,如绘画、编织等训练手的协调能力;通过打字、拧螺丝等训练手的精细动作。

(2)下肢功能训练:抑制痉挛,促进下肢运动的协调性,进一步增加下肢的负重能力,提高步行效率。

(3)ADL训练:详见本章第二节。

4.后遗症期康复护理

脑损害导致的功能障碍,其受损的功能在相当长的时间内不会有明显的改善,此时进入后遗症期,一般发生在发病后1~2年。主要表现为偏瘫侧上肢运动控制能力差和手功能障碍、失语、构音障碍、运动姿势异常等。此期康复护理目标为指导患者继续训练和利用残余功能,使用健侧肢体代偿部分患侧肢体的能力,同时指导家属尽可能改善患者周围环境,以实现最大限度地生活自理。包括以下几点。

(1)继续维持各功能的训练,防止异常肌张力和挛缩的进一步加重。

(2)进行各种代偿性功能训练,包括矫形器、轮椅等的应用,以补偿患肢功能。

(3)对家庭环境进行必要的改造,如把台阶改成斜坡,浴室、走廊加装扶手等。

二、脊髓损伤患者的社区康复护理

(一)脊髓损伤概述

脊髓损伤(spinal cord injury,SCI)是各种不同致病因素引起的脊髓结构和功能的损害导致损伤平面以下运动、感觉和自主神经功能障碍。

脊髓损伤按病因可分为两类。一类为非外伤性脊髓损伤,包括先天性病因及获得性病因。先天性病因,如脊柱裂、脊柱侧弯等;获得性病因,如感染、肿瘤等。另一类为外伤性脊髓损伤,如车祸、高处坠落、意外损伤等。随着医学科学的进步,康复护理不仅在急性期及早介入,而且成为患者恢复期的主要医疗手段。

（二）常见功能障碍

脊髓损伤由于部位及损伤程度的不同，可导致患者不同的功能障碍。

1.运动功能障碍

主要表现为肌力、肌张力和反射功能的改变。

（1）肌力改变：主要表现为脊髓损伤平面以下肌力减退或消失，造成自主运动功能障碍。通常把涉及双下肢部分或全部躯干的损伤称为截瘫（paraplegia）；涉及四肢、躯干部分或全部的损伤称为四肢瘫痪（quadriplegia）。

（2）肌张力改变：主要表现为脊髓损伤平面以下肌张力的增高或降低，影响运动功能。

（3）反射功能改变：主要表现为脊髓损伤平面以下反射消失、减弱或亢进，出现病理反射。

2.括约肌功能障碍

主要表现为膀胱括约肌和肛门括约肌功能障碍，出现尿潴留、尿失禁、便秘或大便失禁。

3.感觉功能障碍

感觉功能障碍主要表现为脊髓损伤平面以下感觉（痛温觉、触压觉及本体觉）的减弱、消失或感觉异常。感觉障碍呈不完全性丧失，病变范围和部位差异明显称为不完全性损伤；损伤平面以上可有痛觉过敏，损伤平面以下感觉完全丧失，包括肛门周围的黏膜感觉也丧失，称为完全性损伤。

4.自主神经功能障碍

表现为排汗功能和血管运动功能障碍，出现高热、心动过缓、直立性低血压、皮肤脱屑及水肿、角化过度等。

5.并发症

泌尿系统感染、异位骨化、深静脉血栓、关节痉挛、压疮及疼痛等。

（三）社区康复护理措施

脊髓损伤患者一旦生命体征稳定、神经损害稳定或压迫症状缓解、呼吸平稳后，即可进入恢复期。社区康复护理的介入主要就是在这个时期进行。此期康复护理的目的是让患者重新适应新的生活，提高患者的生活自理能力，使其最大限度地恢复独立生活能力，提高生活质量，回归社会。

1.急性期康复护理

急性期指患者伤后住院期间、临床抢救告一段落，生命体征和病情基本平稳，脊柱稳定的一段时间，此时即可在医院开始康复训练。康复训练以床边训练为主，目的是及时处理并发症，预防肌肉萎缩、骨质疏松等失用综合征的发生，为以后的康复治疗提供条件。主要有以下几方面训练。

（1）良肢位训练：患者卧床时应保持肢体处于功能位置。

（2）关节被动运动：对患肢进行关节被动运动训练，每天1~2次，每次每个关节在各轴向活动15~20次，以防止关节挛缩和畸形的发生。

（3）体位变换：一般每2 h翻身1次，以防止压疮发生。

（4）呼吸及排痰训练：对脊髓损伤、呼吸肌麻痹的患者应协助并指导其进行腹式呼吸运动及咳嗽、咳痰，并进行体位排痰训练，以预防肺部感染，促进呼吸功能。

（5）排泄处理：脊髓损伤后1~2周多采用留置导尿管，定期开放尿管，训练患者排尿动作并记录出入量。便秘可用润滑剂、缓泻剂与灌肠等方法处理。

2.恢复期康复护理

社区护士应配合治疗师，指导患者独立完成功能训练。

（1）功能训练的护理：根据脊髓损伤患者损伤及恢复水平的不同，可逐步开展功能训练。应协助患者排空大小便，若有尿管应妥善固定，护士应向其解释、讲解、演示并协助患者完成训练；训练后，应及时评价，如发现患者有不适症状，应及时与医师联系，调整训练计划。

①肌力训练：脊髓损伤患者为使用轮椅、拐杖等辅助器具，要进行上肢支持力量训练、肱二头肌和肱三头肌训练及握力训练。

②转移训练：训练患者床上横向或纵向转移、床与轮椅间转移。

③站立训练：在经过早期坐位训练且无直立性低血压等不良反应后，可进行站立训练。要注意保持脊柱的稳定性，可佩戴腰围进行站立训练。

④步行训练：在完成上述训练后，可借助平行杠进行训练，先在平行杠内站立，然后可进行行走训练。平衡后可移至杠外训练，用双拐代替平行杠。

（2）ADL训练的护理：指导和协助患者进行床上活动、进餐、洗漱、更衣、排泄等日常生活活动。

（3）使用义肢、矫形器和辅助器具的护理：社区护士在治疗师指导下，应熟悉或掌握其性能、使用方法和注意事项，并监督和保护患者完成特定动作。如果发现问题，应及时处理和纠正。

第四节 抗痉挛的体位摆放与体位转移

一、抗痉挛的体位摆放

（一）目的及意义

为了防止或减轻痉挛和畸形状态的出现，可以根据患者疾病的特点设计一种治疗性体位，以避免以后出现并发症或继发性损害。

（二）方法

1.脊髓损伤患者抗痉挛的体位摆放

（1）仰卧位：头部垫枕，将头两侧固定；肩胛下垫枕，使肩上抬前挺，肘关节伸直，前臂旋后，腕背伸，手指微屈；髋、膝、踝下垫枕，足保持中立位。

（2）侧卧位：头部垫枕，上侧的上肢保持伸展位，下肢屈曲位，将下侧的肩关节拉出以避免受压和后缩，臂前伸，前臂旋后；肢体下均垫长枕，背后用长枕靠住，以保持侧卧位。

2.偏瘫患者抗痉挛的体位摆放

（1）仰卧位：头部垫薄枕，患侧肩胛和上臂下各垫一长枕，上臂旋后，肘与腕均伸直，掌心向上，手指伸展位，将整个上肢平放于枕上；患侧髋下、臀部、大腿外侧放垫枕，防止下肢外展、外旋；膝下稍垫起，保持伸展微屈。该体位尽量少用，因为一方面易引起压疮，另一方面易受紧张性颈反射的影响，激发异常反射活动，进而强化患者上肢的屈肌痉挛和下肢的伸肌痉挛。

（2）健侧卧位：健侧在下，患侧在上，头部垫枕，患侧上肢伸展位，使患侧肩胛骨向前和向外伸，前臂旋前，手指伸展，掌心向下；患侧下肢取轻度屈曲位，放于长枕上，患侧踝关节不能内翻悬在枕头边缘，以防止足内翻下垂。

（3）患侧卧位：患侧在下，健侧在上，头部垫枕，患臂外展前伸后旋，患肩向前拉出，以避免受压和后缩，肘伸展，掌心向上；患侧下肢轻度屈曲放在床上，健腿屈髋屈膝向前放于长枕上，健侧上肢放松，放在胸前的枕上或躯体上。该体位是最重要的体位，是偏瘫患者的首选体位。一方面，患者可早日通过健侧肢体进行一些日常活动；另一方面，可通过自身体重对患侧肢体的挤压，刺激患侧的本体感受器，强化感觉输入，也可抑制患侧肢体的痉挛可能。

3.骨关节疾患患者抗痉挛的体位摆放

（1）上肢功能位：肩关节屈曲45°，外展60°，肘关节屈曲90°，前臂中间位，腕背前伸，各掌指关节和指间关节稍屈曲，拇指在对掌的中间位。

（2）下肢功能位：髋关节伸直，髋及大腿外侧垫枕，防止下肢外展、外旋，膝关节稍屈曲，踝关节处于90°中间位，防止足下垂。随着体位的改变，髋关节也需要变换成屈曲或伸直的状态。

二、体位转移

（一）目的及意义

体位转移是指人体从一种姿势转移到另一种姿势的过程。教会瘫痪患者从卧位到坐位、从坐位到立位、从床到椅、从轮椅到卫生间等各种转移方法，使他们能够独立地完成各项日常生活活动，从而提高其生存质量。

（二）方法

1.翻身训练

作为自理生活的第一步，患者利用残存的肢体能力带动瘫痪肢体，在他人辅助下或独立进行翻身。

（1）脊髓损伤患者的翻身动作：脊髓损伤患者独立翻身比较困难，需他人帮助翻身。现以损伤患者为例予以介绍。患者仰卧于床上，头、肩屈曲，双上肢屈曲上举，对称地用力向身体两侧摆动，产生钟摆样运动。头转向翻身侧，双上肢用力甩向翻身侧时带动身体旋转来翻身。位于上方的上肢用力前伸，使翻身侧的上肢位于该侧位置，完成翻身动作。

（2）偏瘫患者的翻身训练：于辅助下向健侧翻身，将患侧下肢放于健侧下肢上，由健手将患手拉向健侧，护理人员于患侧帮助患者抬起肩胛骨盆，翻身至健侧。每次辅助时仅给予最小辅助，并依次减少辅助量，最终使患者独立翻身，并向患者分步解释动作顺序及要求，以获得患者主动配合。

主动向患侧翻身，用健手将患侧上肢外展防止受压，健侧下肢屈髋、屈膝。头转向患侧，健侧肩上抬，上肢向患侧转，健侧下肢用力蹬床，将身体转向患侧。

主动向健侧翻身并握手（双手十指交叉相握，患手拇指在上方），患者用健足从患侧腿窝处插入并沿患侧小腿伸展，将患足置于健足上方。伸肘屈膝用力向健侧摆动，健侧脚蹬床，同时转头、转肩，完成翻身动作。

第六章 社区康复护理

2.坐起训练

（1）脊髓损伤患者的坐起：

①截瘫患者从侧卧位坐起：双上肢用力摆动翻向一侧至侧卧位，双肘支撑床面，抬起上身，并保持平衡，移动上身靠近下肢。将上侧上肢用力勾住膝关节，同时将另一侧肘弯曲、伸展，并将肘逐步移近躯体，取得平衡。通过此动作将上身靠近双腿，将双手置于体侧，伸肘至坐位。

②截瘫患者的坐起：双上肢同时用力向一侧摆动，躯体转向同一侧。翻向一侧的手和对侧肘支撑床面，然后伸展肘关节，用手支撑床面，并逐步靠近身体；另侧手移至身体同侧。将双手置于体侧，伸肘至坐位。

（2）偏瘫患者的坐起训练：于辅助下坐起。患者的健侧脚插到患侧腿下，Bobath式握手伸肘屈膝摆动至健侧卧位，护理人员将患侧手放到自己的肩上，扶起患者双肩的同时，患者用健侧肘撑起上身；健侧肘撑起上身的同时，用健腿将患腿移到床沿下。伸展肘关节，健手支撑床面，使躯体直立，完成床边坐起动作。

（3）偏瘫患者的独自坐起动作：患者取健侧卧位，健手握住患手，用健侧腿将患侧腿移至床边。用健侧前臂支撑起上身，头、颈和躯体向上方侧屈，同时用健腿将患腿移到床沿下，肘伸直，坐起至床边，改用健手支撑，使躯体直立，完成床边坐起动作。

3.床上坐位训练

由于长期卧床，患者在坐或站起时极容易出现直立性低血压。为了避免该类情况出现，护理人员早期应使用靠背架或摇床，通过逐步增加背靠角度来训练患者坐起。一般2周左右就可以完全坐起。

第一天将床头摇起30°，询问患者有无不适感，上、下午各5 min。以后每隔一两天增加10°，并延长5 min。为防止腘绳肌疼痛，膝下应垫软枕。坐姿逐步达到90°时，时间能保持20 min后，患者可进行坐位进食。

4.坐位站起训练

（1）脊髓损伤患者的站起训练：截瘫患者佩戴矫形器站起，驱动轮椅至双杠入口处，刹住轮椅闸，坐于轮椅前部。佩戴好矫形器，双足着地，将躯体尽量前屈，双手握杠，同时用力将身体拉起，使臀部向前，保持站立。

（2）偏瘫患者站起训练：

①于辅助下站起：患者双足平放到地面上，患脚在前，患者Bobath式握手伸肘，护理人员站在患者偏瘫侧，面向患者，指引患者躯体充分前倾，髋关节尽量屈曲，并注意引导患者重心向患腿移动。护理人员一手放在患膝上，重心转移时帮助把患膝向前拉，另一手放在同侧臀部帮助抬起，患者伸髋、伸膝，抬臀离开椅

面，慢慢站起，护理人员用手扶住患者膝部（或用膝抵住患者膝部），防止患膝"打软"。

②独立站起：双足着地分开，与肩同宽，患足稍后。患者Bobath式握手，双臂前伸，躯体前倾。当双肩向前超过双膝位置时，抬臀，伸展膝关节，慢慢站起。

5.床与轮椅之间的转移

（1）脊髓损伤患者：患者驱动轮椅正面靠近床，距离约为30 cm，以供抬腿用，然后关闭手闸。用手将下肢放到床上，四肢瘫痪患者由于躯体控制能力差，应用右前臂勾住轮椅把手以保持平衡，将左腕置于右膝下，通过屈肘动作，将右下肢抬起，放到床上，用同样方法将左下肢放到床上。打开轮椅手闸，向前推动轮椅紧贴床沿，再关闭手闸。双手扶住轮椅扶手向上撑起，同时向前移动并坐于床上，然后双手支撑于床面，将身体移于床上正确位置，并用上肢帮助摆正下肢的位置。

由床返回轮椅与上述步骤相反。

（2）偏瘫患者：

①于辅助下进行由床到轮椅的转移：将轮椅放在患者的健侧，与床呈45°角，刹住轮椅，然后卸下近床侧轮椅扶手和近床侧脚踏板。护理人员首先面向患者站立，双膝微屈，腰背挺直，用自己的膝部在前面抵住患膝，防止患膝倒向外侧。然后护理人员一手从患者腋下穿过置于患者患侧肩胛上，并将患侧前臂放在自己的肩上，抓住肩胛骨的内缘；另一上肢托住患者健侧上肢，使其躯体向前倾，臀部离开床面后助患者的重心前移至其脚上。最后，护理人员引导患者转身坐于轮椅上。由轮椅返回病床，方法同前。

②独立进行由床到轮椅的转移：将轮椅放在患者的健侧，与床呈45°角，关闭轮椅手闸，卸下近床侧轮椅扶手，移开近床侧脚踏板。患者健手支撑于轮椅远侧扶手，让患手支撑于床上。患者向前倾斜躯体，健手用力支撑，抬起臀部，以双足为支点旋转身体直至背靠轮椅，确保双腿后侧贴近轮椅后，正对轮椅坐下。

由轮椅返回病床的转移与上述顺序相反。

三、注意事项

（一）抗痉挛体位的注意事项

（1）在仰卧位时，在足部放一支被架，把被子支撑起来，避免被子压在足上，引起垂足。

（2）在侧卧位时，尽量使头部和颈椎保持正常对线。偏瘫患者取患侧卧位时，患肩向前拉出，避免受压和后缩。

（3）每1~2h变换一次体位，以维持良好的血液循环。

（4）消除患者紧张和焦虑情绪，不良的心理状态可使肌张力增高。

（5）使室内温度适宜，温度太低可使肌张力增高。

（二）体位转移的注意事项

（1）体位转移前首先要消除患者的紧张、对抗心理，使其配合转移。护理人员应详细讲解转移的方向、方法和步骤，使患者处于最佳的起始位置。

（2）互相转移时，两个平面之间的高度尽可能相等，两个平面应尽可能靠近，两个平面的物体应稳定。如轮椅转移时必须先制动，椅子转移时应在最稳定的位置等。

（3）转移时应注意安全，避免碰伤肢体如臀部、踝部的皮肤。

（4）转移前护理人员应了解患者的状态，如瘫痪的程度和认知情况，需要的方式和力度的强弱等。

第五节　增强肌力与耐力的训练技术

一、训练目的及意义

（1）增强肌力：使原先肌力减低的肌肉通过肌力训练增强。

（2）增强肌肉耐力：增强肌肉的耐力，使肌肉能够维持长时间的收缩状态。

（3）功能训练前准备：通过肌力训练使肌力增强，为以后的平衡、协调、步态等功能训练做准备。

二、方法

评估肌肉现存的肌力水平，分别采用以下几种运动方法：辅助主动运动、主动运动、抗阻力主动运动、等长收缩训练和肌肉耐力训练。

（一）辅助主动运动

（1）徒手辅助主动运动：当患者肌力为1级或2级时，护理人员应帮助患者进行主动运动。例如，腘绳肌肌力2级，患者俯卧位，护理人员站在训练一侧肢，一手固定于大腿后部，让患者主动屈曲膝关节，另一手握踝关节辅助用力，当屈膝达90°时，重力作用可促进屈曲。随着肌力的改善，患者随时可以做辅助量的精细调节，不受任何条件的限制，这样效果较好。

（2）悬吊辅助主动运动：利用绳索、挂钩、滑轮等简单装置，将运动的肢体悬吊起来，以减轻肢体的自身重量，然后在水平面上进行训练。例如，训练髂腰肌肌力时，患者侧卧，患肢在上，分别在膝关节及踝关节垂直上方放置挂钩，吊带固定于膝关节及踝关节，用绳索悬吊，患者主动屈髋。随着肌力的改善还可以调节挂钩的位置，改变运动面的倾斜度，用手指稍加阻力或用重锤作阻力，以增加训练难度。

（3）滑板上辅助主动运动：滑板可减少肢体运动时产生的摩擦力，肢体在滑板上主动滑动可达到训练目的。例如，肱三头肌肌力为1~2级时，患者坐位，滑板置于治疗床上，治疗上肢放于滑板上，通过主动伸肘进行训练；也可同时轻拍或轻叩肱三头肌肌腹。随着肌力改善，可通过增加滑板的倾斜度来增加训练难度。

（二）主动运动

适用于肌力达3级以上的患者。患者通过主动收缩肌肉完成运动，训练时选择正确的体位和姿势，将肢体置于抗重力体位，防止代偿动作。护理人员应对患者运动的速度、次数及间歇予以适当的指导。常见的主动运动形式为徒手体操练习。

（三）抗阻力主动运动

徒手抗阻力主动运动，其阻力的方向总是与肌肉收缩使关节产生运动的方向相反，阻力通常加在需要增强肌力的肌肉附着部位远端，这样较少的力量即可产生较大的力矩。加阻力的部位要根据患者的状况来定。例如，当股四头肌肌力达到4级时，可在小腿的位置施加阻力，当肌力比4级稍强时，可以在踝关节处施加阻力；当肌力未达到4级时，可在小腿1/3处施加阻力或用两个手指的力量施加阻力。加阻力时不可过急，宜缓慢，延长运动中肌肉的收缩时间，开始时在轻微阻力下主动运动10次，然后再加大阻力，使肌肉全力收缩10次。训练时，对骨折患者要注意加阻力的部位和保护骨折固定的部位，阻力也不要过大，以免影响骨折部位的恢复。

利用哑铃、沙袋、滑轮等作为运动的阻力物。施加阻力的大小、部位及时间应根据患者的肌力大小、运动部位进行调节，可直接用手拿重物或把重的东西系在身体某部位进行练习。例如，做膝伸展动作时，用股四头肌进行练习。

（四）等长收缩训练

等长收缩训练是增强肌力最有效的方法。肌肉收缩时，没有可见的肌肉缩短或关节运动。

具体方法：指导患者全力收缩肌肉并维持5~10 s，重复3次，中间休息2~3 min，每天训练1次。如骨折术后石膏制动的早期训练中，为避免给损伤部位造成不良影响，可选用这种方法进行肌力增强训练。

（五）肌肉耐力训练

肌力训练的同时部分肌肉会产生耐力训练，但二者在训练方法上有所不同。为了迅速增长肌力，要求在较短的时间内对抗较重负荷，重复次数较少；而增长肌肉耐力则是在较轻负荷下，在较长时间内重复收缩。临床上常将肌力训练与耐力训练结合起来，从而使肌肉训练更为合理。

三、康复护理

（一）无痛和轻度疼痛范围内的训练

肌力训练应在无痛和轻度疼痛范围内进行，如果最初的训练引起肌肉轻微酸痛，则属正常反应，一般8次即可自行恢复；如肌力训练引起患者肌肉的明显疼痛，则应减少运动量或暂停运动。疼痛不仅会增加患者的不适感，而且也难达到预期训练效果，需待查明原因进行临床治疗后再继续训练。

（二）调动患者的积极性

肌力训练的效果与患者的努力程度有关，要充分调动患者的积极性。训练前进行训练指导，使患者了解训练的方法和作用；训练中经常给予患者语言性鼓励并反馈训练的效果，以提高患者的信心和主动性。

（三）适应证和禁忌证

患者应掌握肌力训练的适应证和禁忌证，尤其心血管疾病患者、老年人、体弱者等高危人群应在治疗师指导下训练。护理人员要密切观察患者的情况，严防意外发生。

四、注意事项

（一）合理选择训练方法

增强肌力的效果与选择的训练方法直接相关。训练前应先评估训练部位的关节活动范围和肌力情况，并根据肌力现有等级选择运动的方法。

（二）合理调整运动强度

运动强度包括重量和重复频率。应根据患者的状况随时调整训练的强度、时间等，记录患者的训练情况，包括训练时患者对运动负荷的适应能力、训练的运动量是否适合、训练中患者的状况，训练前后随时测试肌力的进展情况。患者锻炼时的最大抗阻重量应该适当小于患者的最大收缩力，同时施加的重量或阻力应恒定，避免突然的暴力出现或阻力的增加。

（三）避免过度训练

肌力训练应该在无痛的前提下进行。肌力训练后短时间内的肌肉酸痛是正常现象，而次日早晨的酸痛或疲劳的增加说明运动量过大，护理人员应做好解释工作，并详细询问训练当时及次日早晨的反应，以便及时调整训练方案。

（四）训练前准备

训练前进行准备活动和放松活动，将运动的肌肉、韧带、关节和心血管系统预热，避免因为突然运动导致适应障碍和并发症。

（五）注意心血管反应

运动时心血管有不同程度的应激反应，特别是进行等长抗较大阻力运动时，患者具有明显的升血压反应，加之等长运动伴有憋气，也会对心血管造成额外的负荷。因此，有高血压、冠心病或其他心血管疾病者，应谨记在做等长抗阻运动时勿过分用力或憋气。

第六节　呼吸功能训练与体位排痰的训练技术

一、呼吸功能训练

（一）目的及意义

（1）通过对呼吸运动的控制和调节来改善呼吸功能。

（2）通过增加呼吸肌的随意运动，使呼吸容量增加，从而改善氧气的吸取和二氧化碳的排出情况。

第六章 社区康复护理

（3）通过主动训练可以改善胸廓的顺应性，有利于肺部及支气管炎症的药物吸收及肺组织的修复。

（二）方法

1.体位的选择

该方法的基本原则是选择放松、舒适的体位。合适的体位可以让患者放松辅助呼吸肌群，并减少呼吸肌耗氧量，缓解呼吸困难症状，稳定情绪，固定和放松肩带肌群，减少上胸部活动，有利于膈肌移动等。加强患侧的胸式呼吸可以采取患侧在上的侧卧位，体力较好的患者可采用前倾站立位。

2.腹式呼吸训练

患者取舒适、放松的坐位，护理人员将手放置于前肋骨下方的腹直肌上，让患者用鼻缓慢地深吸气，肩部及胸廓保持平静，腹部鼓起，而呼气时缓慢经口呼出，同时腹部下陷。重复上述动作3~4次后休息。

3.呼吸肌训练

（1）吸气阻力训练：

患者持手握式阻力训练器吸气，训练器有各种不同直径的管子。不同直径的管子在吸气时气流的阻力会有所不同，管径越窄则阻力越大。

在患者可接受的前提下，首先选取管径较粗的管子进行吸气训练，初始训练3~5 min/次，30 次/d，以后训练时间可逐步增加至20~30 min/次。

当患者的吸气肌力及耐力有改善时，可逐渐选择更窄的管子。

（2）呼气训练：

①腹肌训练：腹肌是最主要的呼气肌。训练时患者取仰卧位，上腹部放置1~2 kg的沙袋，吸气时肩和胸部保持不动并尽力挺腹，呼气时腹部内陷。沙袋重量逐步增加至5~10 kg，但必须以不妨碍胸肌活动及上腹部鼓起为宜；也可在仰卧位做双下肢屈髋屈膝运动，两膝尽量贴近胸壁，以增强腹肌力量。

②吹蜡烛法：将点燃的蜡烛放在口前10 cm处，吸气后用力吹蜡烛，使蜡烛火焰飘动，每次训练3~5 min，休息数分钟，再反复进行。每1~2 d将蜡烛与口的距离加大，直到距离增加至80~90 cm。

4.缩唇呼气训练

教会患者用鼻腔缓慢地深吸气，呼气时将嘴唇缩紧，如吹口哨样，吸气与呼气速度之比为1∶2或1∶3。

（三）呼吸训练注意事项

（1）训练方案应因人而异：在训练过程中循序渐进，鼓励患者持之以恒，终生锻炼。

（2）环境适宜：避免在有风沙、粉尘或寒冷、炎热、嘈杂的环境下锻炼，呼吸最好经鼻，以增加空气温度和湿润度，减少粉尘和异物的刺激。

（3）注意观察患者的反应：训练时不应该有任何不适症状，锻炼次日晨起时应该感觉正常，如果出现疲劳、乏力、头晕等，应暂时停止训练。

（4）病情变化时应及时调整训练方案：避免由于训练诱发呼吸性酸中毒和呼吸衰竭。

（5）训练适度：避免出现过度换气综合征或呼吸困难。

（6）训练时适当给氧：可边吸氧边活动，以增强患者的活动信心。

二、体位排痰训练

（一）目的及意义

利用重力原理改变患者的体位，有利于分泌物的排出，从而改善肺通气，提高通气血流比值，防止或减轻肺部感染，改善患者肺功能。

（二）方法

排痰前首先要消除患者的紧张情绪，使患者能很好地配合，令患者全身放松，自然呼吸。采用触诊、叩诊、听诊等方法判断患者肺部哪一段的痰液需要引流。

引流时间应安排在早晨清醒后，因为夜间支气管纤毛运动减弱，气道分泌物易于睡眠时潴留。将患者置于正确的排痰体位，并且尽可能让患者感到舒适、放松，随时观察患者面色及表情。让病变部位置于高处，以利于痰液从高处向低处引流。如果患者可以忍受，可以维持引流体位30 min左右，不要超过45 min，避免患者疲劳。

体位排痰期间应配合患者饮温水、雾化吸入等，使其痰液稀释，利于排出。体位排痰过程中，有效咳嗽及局部的叩击可以增加疗效。即使引流时没有咳出分泌物，告诉患者训练一段时间后可能会咳出一些分泌物。

评估在引流过的肺叶（段）上听诊呼吸音的改变；记录痰液潴留的部位，痰液排出的颜色质感、量及气味，患者对引流的忍受程度，血压、心率情况，呼吸模式胸壁扩张的对称性等。

三、体位排痰训练的注意事项

（1）训练时机选在早餐前或晚睡前为宜，绝对不能在餐后直接进行体位排痰训练。

（2）如果患者体位排痰5~10 min仍未咳出分泌物，则进行下一个体位的排痰训练。

（3）体位排痰训练过程中，应密切观察患者生命体征变化。

（4）近期有肋骨骨折、肩滑囊炎等情况者慎行侧卧位训练。

（5）认真做好宣教，使患者认识到即使引流时未咳出痰液，未必是训练无效，松动的痰液可能需要30~60 min才能咳出，坚持训练才有利于痰液咳出。

（6）体位排痰训练结束后让患者缓慢坐起并休息一会儿，防止出现直立性低血压。

（7）保持室内空气新鲜。

第七节 神经源性膀胱的康复训练技术

一、神经源性膀胱概述

（一）定义

神经源性膀胱是指神经系统损伤或疾病导致神经功能异常后引起的膀胱储存和排空尿液的功能障碍。

膀胱和尿道括约肌主要有两个功能：储存尿液；有规律地排出尿液。储尿和排尿活动是在中枢神经和周围神经的控制下由膀胱逼尿肌和尿道括约肌协调完成的。当控制膀胱的中枢神经和周围神经功能异常时，膀胱不能随意储存和排泄尿液，从而发生尿潴留、尿失禁，并可引起泌尿系感染、肾功能不全和其他全身并发症。

（二）尿液排泄的生理机制

正常的尿液排泄本质上是一种脊髓反射受中枢神经系统包括大脑皮质、脑桥和脊髓的调控过程，需要膀胱和尿道协调完成。膀胱和尿道由3组周围神经支配，分别是交感神经系统、副交感神经系统和躯体神经系统。

大脑皮质排尿控制中枢位于大脑额叶。该区域在正常储尿期的主要活动是向逼尿肌传送张力性抑制性信号，抑制排尿反射，进而保证膀胱只在合适的时机和地点进行排空动作。在出现某些疾病或功能损伤时，可有逼尿肌反射亢进情况，常表现为尿失禁。大脑传送的信号在到达膀胱之前将经过2个中间站点，即脑干和脊髓。

脑桥是大脑和膀胱之间信号传递的主要中级中枢。脑桥中有一个负责协调排尿过程的脑桥排尿中枢（pontine micturtion center，PMC），其使尿道括约肌放松和逼尿肌收缩，促进排尿，具有排尿、储尿两相转换的开关机制。

与膀胱活动相关的意识性感觉从大脑皮质传送到脑桥，多种兴奋与抑制性神经元系统相互作用。PMC在排尿通路中起着中继开关的作用，其兴奋将引起尿道括约肌开放，这有助于逼尿肌收缩排尿。

在膀胱充盈时，逼尿肌的牵张感受器向脑桥传送信号，后者又向大脑传递信息，人们由此感知到膀胱胀满的信号，从而产生上厕所的需求。在正常情形下，若此时所处场合并不适合排尿，大脑会向脑桥发出抑制性信号抑制膀胱收缩，使个体能够延迟排尿，直到发现合适的时机与地点时，大脑再次向脑桥传送兴奋性指令，开放括约肌并收缩逼尿肌，使膀胱排空。

脊髓是控制下尿路活动的下级中枢，在正常的膀胱灌注和排空周期中，脊髓在脑桥和骶髓之间起着中介作用，其完好与否对于正常排尿至关重要。当骶髓接收到膀胱的感觉信息时，其向上经脊髓传送到脑桥和大脑，大脑对此信息进行整合判断并作出应答，再经由脑桥、脊髓向下传至骶髓和膀胱而产生相应的反应。如发生脊髓损伤，患者会出现尿频、尿急和急迫性尿失禁，但不能完全排空膀胱，这是因为此时逼尿肌和括约肌均活动过度，出现逼尿肌反射亢进性逼尿肌括约肌协同失调（detrusor-sphincter dyssynergia with detrusor hyeretflexia，DSD-DH）。

骶髓反射中枢负责膀胱收缩，是原始排尿中枢。如骶髓受到严重损伤时（如肿瘤椎间盘突出），膀胱可能失去功能，此时逼尿肌不能收缩排尿，从而出现尿潴留，称为逼尿肌无反射。

自主神经系统位于中枢神经系统之外，又分为交感和副交感神经系统，对处于非随意控制下的内脏（如肠、心脏、膀胱）活动进行调节。膀胱和尿道内括约肌主要受交感神经控制。当交感神经兴奋时，膀胱容量增大且不增加逼尿肌静息压力，同时刺激尿道内括约肌收缩保持紧密关闭。交感活动还抑制副交感刺激，所以，交感神经兴奋时，会发生膀胱的适应性调节和排尿反射的抑制活动。

副交感神经功能与交感神经相反，其兴奋时引起膀胱逼尿肌收缩，尿道内括约肌舒张而排尿。在副交感神经兴奋时，交感神经对内括约肌的影响被抑制，从而使之放松和开放。同时，阴部神经活动也被抑制，导致外括约肌开放，由此促进随意排尿。

躯体神经系统也是位于中枢性脊髓外部的一个部分，调控随意肌的收缩，如尿道外括约肌、盆底肌。阴部神经活动始于阴部神经核，兴奋时引起尿道外括约肌和盆底肌的收缩。

（三）神经源性膀胱病因

（1）中枢神经疾病：脑血管疾病、脑肿瘤、脑创伤等。

（2）脊髓损伤：创伤、脊髓肿瘤、多发性硬化、腰椎板切除术等。

（3）骶髓损伤：骶髓肿瘤、椎间盘突出、骨盆挤压伤等。

（4）周围神经病变：糖尿病、艾滋病、带状疱疹、马尾神经损伤、自主神经病变、盆腔广泛性术后吉兰-巴雷综合征、生殖肛门区的严重疱疹、恶性贫血和神经性梅毒等。

（5）盆腔手术：直肠癌、子宫癌根治术、盆腔淋巴结清除术等。

（四）临床分类

随着神经源性膀胱管理的发展，现有多种神经源性膀胱的分类方法，目前常用的分类方法主要为Madersbacher分类方法。具体包括如下：

（1）逼尿肌过度活跃伴括约肌过度活跃。

（2）逼尿肌过度活跃伴括约肌活动不足。

（3）逼尿肌活动不足伴括约肌过度活跃。

（4）逼尿肌活动不足伴括约肌活动不足。

二、康复治疗

（一）早期留置导尿

早期的膀胱障碍主要为尿潴留，因此常采用留置导尿的方式，可经尿道或耻骨造瘘，行留置导尿，要注意保持尿管朝向正确和夹放导尿管的时间。膀胱贮尿在300~400 mL时有利于膀胱自主功能的恢复。留置导尿时每天进水量须达到2500~3000 mL，定期冲洗膀胱，每周更换导尿管。

（二）恢复期膀胱再训练

当患者进入恢复期，应尽早拔除留置导尿管，评估逼尿肌及括约肌功能，制订治疗方案，并及早进行膀胱再训练、间歇导尿等方案，促进患者膀胱功能恢复。

(三)耻骨上膀胱造瘘

耻骨上膀胱造瘘是将导管由下腹部耻骨联合上缘穿刺放置入膀胱,将尿液引流到体外的一种方法。分为暂时性和永久性两种。

1.目的

(1)引流尿液,保持上尿路通畅,保护肾脏功能。

(2)减少尿道并发症。

(3)改善性功能。

(4)保持会阴部清洁。

2.适应证

(1)尿道异常,如尿道狭窄、尿路梗阻和尿道瘘。

(2)复发性尿路梗阻。

(3)导尿管插入困难。

(4)继发尿失禁的尿漏引发的会阴部皮肤损伤。

(5)存在前列腺炎、尿道炎或睾丸炎的情况。

3.禁忌证

膀胱未充盈者或有下腹部手术史,腹膜反折与耻骨粘连固定者。

4.常见并发症

穿刺后出血、膀胱痉挛和膀胱刺激症状、尿液引流不畅或漏尿、泌尿系统感染、结石和膀胱癌等。

5.操作步骤

(1)穿刺前需行膀胱触诊,必要时用超声波检查或其他方法确认膀胱是否充盈。

(2)会阴部备皮、消毒。

(3)穿刺点为耻骨上1~2 cm处或脐下3~4 cm处。

(4)局部麻醉。

(5)将膀胱造瘘管连接膀胱穿刺针后直接从穿刺点进入。进入膀胱后,如果导管有尿流出,将导管沿穿刺针置入膀胱内,缝针固定膀胱造瘘管于皮肤上。

6.注意事项

(1)保持导管清洁、通畅。

(2)每日消毒造瘘口皮肤,清除分泌物,覆盖无菌敷料。如造瘘口周围皮肤红肿,使用造瘘口粉保护。

(3)若膀胱内出血不止,冲洗液中加入少许0.03%麻黄碱止血。

（4）集尿袋应低于耻骨或膀胱，防止逆行感染。

（5）每周更换集尿袋1~2次，每月更换引流管1次。

（6）每日摄入水分2500 mL左右，避免膀胱内感染和结石形成。

（7）造瘘管每2~3 h放尿1次，以维持膀胱容量。

三、康复护理技术

（一）膀胱训练

膀胱训练是根据学习理论和条件反射原理，通过患者的主观意识活动或功能锻炼来改善膀胱的储尿和排尿功能，从而达到尿路部分功能的恢复，以减少下尿路功能障碍对机体的损害。

1.习惯训练

习惯训练是根据患者排尿规律安排如厕时间的方法。

2.延时排尿

对于因膀胱逼尿肌过度活跃而产生尿急症状和反射性尿失禁的患者，可采用此法。部分患者在逼尿肌不稳定收缩启动前可感觉到尿急，并能收缩括约肌，阻断尿流出现，最终中断逼尿肌的收缩，形成3~4 h的排尿间期，以使不发生尿失禁。

3.排尿意识训练

每次放尿前5 min，患者平卧，全身放松，听流水声，想象自己在卫生间排尿，然后缓缓放尿。想象过程中，强调患者利用全部感觉，开始可由护士指导，当患者掌握正确方法后，可由患者自己训练，护士每天督促，询问训练情况。适用于留置尿管的患者。

4.反射性排尿训练

在导尿前半小时，通过寻找扳机点，如轻轻叩击耻骨上区或大腿上1/3内侧、牵拉阴毛、挤压阴蒂（茎）或用手指牵引肛门诱发膀胱反射性收缩，从而产生排尿感觉。适用于逼尿肌、括约肌功能协调的脊髓损伤患者。

5.代偿性排尿训练

（1）Crede按压法：用拳头于脐下3 cm处深按压，并向耻骨方向移动，动作要缓慢、柔和，同时嘱患者增加腹压以帮助排尿。

（2）Valsalva屏气法：患者取坐位，身体前倾，屏气呼吸，增加腹压，向下用力做排便动作以帮助排出尿液。该法用于逼尿肌和括约肌均活动不足的患者。

6.盆底肌训练

指导患者有意识地反复收缩盆底肌群，增强支持尿道、膀胱、子宫和直肠的盆底肌肉力量，以提高控尿能力。该训练适用于盆底肌尚有收缩功能的尿失禁患者。

（二）间歇导尿术

间歇导尿术是在需要时将导尿管插入膀胱，排空尿液后立即将导尿管拔出的方法。

1.分类

（1）无菌间歇导尿术：用无菌技术实施的间歇导尿。

（2）清洁间歇导尿术：在清洁条件下实施的间歇导尿。清洁的定义是清洗干净所用的导尿物品，会阴部及尿道口用清水清洗干净，无须消毒；插管前使用肥皂或者洗手液洗净双手，不需要执行无菌操作。

2.目的

间歇导尿可使膀胱规律性充盈与排空接近生理状态，防止膀胱过度充盈。规律地排出残余尿量，减少泌尿系统和生殖系统感染。使膀胱间歇性扩张，有利于保持膀胱容量和恢复膀胱的收缩功能。

3.适应证

（1）神经系统功能障碍，如脊髓损伤、多发性硬化、脊柱肿瘤等引发的排尿问题。

（2）非神经源性膀胱功能障碍，如前列腺增生、产后尿潴留等引发的排尿问题。

（3）膀胱内梗阻致排尿不完全的问题。

常用于下列检查：获取尿液检测的样本；精确测量尿量；经阴道或腹部的盆腔超声检查前充盈膀胱；尿流动力学检测。

4.禁忌证

（1）不能自行导尿或照顾者不能协助导尿的患者。

（2）缺乏认知导致不能配合或不能按计划导尿的患者。

（3）尿道解剖异常，如尿道狭窄、尿路梗阻和膀胱颈梗阻。

（4）完全或部分尿道损伤和尿道肿瘤。

（5）膀胱容量小于200 mL。

（6）尿路感染。

（7）严重的尿失禁。

（8）每天摄入大量液体而无法控制尿量者。

（9）经过治疗，仍有膀胱自主神经异常反射者。

下列情况要慎用间歇导尿术：前列腺、膀胱颈或尿道术后，装有尿道支架或人工假体者。

5.并发症

包括尿路感染、尿道损伤、出血、生殖系统感染、膀胱过度膨胀、尿失禁、尿路梗死、尿道狭窄、自主神经异常反射、膀胱结石等。

6.操作指导

（1）清洁间歇导尿术：

用物准备：导尿管、润滑剂、量杯、镜子。

导尿管的要求：无菌，当条件限制或需要重复消毒非亲水性涂层的导尿管时，可采用浸泡、煮沸等方式消毒，要求其生物相容性好，柔软性适度，粗细适宜。成人使用12~14F型号的导尿管，儿童根据年龄选择粗细适宜型号的导尿管。根据导尿管尖端形状，一般患者均可选择直头导尿管、软圆头导尿管；前列腺增生的患者可选择弯头导尿管。

操作步骤：

①患者排尿后使用清水洗净会阴部，并使用清洁毛巾擦干。

②洗手，操作者使用肥皂或洗手液搓洗双手，用清水冲洗干净，再用清洁毛巾擦干。

③润滑导尿管，如使用的是需要水化的亲水涂层导尿管，再打开包装灌入温开水后，将包装袋悬挂在患者身旁或治疗车旁，等待至推荐时长；如使用的是预润滑型亲水导尿管，则可以将包装袋直接悬挂于患者身旁待用；如使用的是非涂层导尿管，应将润滑剂涂于导尿管表面。

④将导尿管插入膀胱排尿（女患者使用镜子找到尿道口），当尿流速度减慢时，用手在耻骨上缓慢施压使尿液完全排出，尿液排空后缓慢拔出尿管。

⑤撤除用物，将导尿量记录在排尿日记上。

（2）无菌间歇导尿术：

用物准备：无菌导尿包（导尿管、手套、镊子、治疗巾、消毒棉球润滑剂、弯盘）、量杯。

操作步骤：患者排尿后按无菌导尿技术排空膀胱后缓慢拔出尿管，将导尿量记录在排尿日记上。

7.间歇导尿时机和频率

（1）间歇导尿时机：间歇导尿宜在患者病情基本稳定、无须大量输液（<500 mL）、饮水规律、尿路无感染的情况下开始，一般指受伤后早期（8~35 d）。

（2）导尿频率：导尿间隔时间取决于残余尿量，一般为4~6 h。根据简易膀胱容量及压力测定评估，每次导尿量以不超过患者的最大安全容量为宜，一般为每日

300 mL，导尿次数不超过6次；随着残余尿量的减少，可逐步延长导尿间隔时间。残余尿多于300 mL时每日导尿6次，多于200 mL时每日导尿4次，少于200 mL时每日导尿2~3次，100 mL则每日导尿1次。当每次残余尿量低于100 mL时，可停止间歇导尿。

8.间歇导尿注意事项

（1）切忌待患者尿急时才排放尿液。

（2）如在导尿过程中遇到障碍，应先暂停5~10 s，并把导尿管拔出3 cm，然后再缓慢插入。

（3）在拔出导尿管时若遇到阻力，可能是尿道痉挛所致，应等待5~10 min再拔管。

（4）阴道填塞物会影响导尿管的插入，因此女性在导尿前应将阴道填塞物除去。

（5）插尿管时宜动作轻柔，特别是男性患者，切忌用力过快过猛致尿道黏膜损伤。

（6）如遇下列情况应及时报告处理：出现血尿；尿管插入或拔出失败；插入导尿管时出现疼痛加重并难以忍受；泌尿道感染、尿痛；尿液混浊、有沉淀物、有异味；下腹或背部疼痛，有烧灼感等。

（7）每次导尿情况应记录在专用的排尿记录表上。

（8）膀胱容量足够，膀胱内压应低于40 cmH$_2$O。在进行间歇导尿前1~2 d教会患者按计划饮水，24 h内均衡地摄入水分，每日饮水量控制在1500~2000 mL。

9.饮水计划

由于患者的饮水量或进食量会直接影响其排尿的次数及容量，甚至影响膀胱及肾功能等，因此正确的饮水计划至关重要。

膀胱训练期间，每日饮水量应控制在1500~2000 mL。于6：00至20：00平均分配饮水量，每次不超过400 mL，入睡前3 h尽量避免饮水。可将饮水计划表放置于床边，以便患者及家属参考。参考饮水计划：早餐400 mL水分；早餐后午餐前200 mL水分；午餐400 mL水分；午餐后晚餐前200 mL水分；晚餐400 mL水分；20：00为200 mL水分（如进食水果或汤类、流质，则将减少相应饮水量）。

在限水的同时应特别注意患者有无脱水或意识不清等情况，脱水会使尿液浓缩，加重对膀胱黏膜的刺激，导致出现尿频或尿急等症状。

嘱患者尽量避免饮用茶、咖啡、酒精等利尿性饮料，尽量避免摄入酸辣等刺激性食物。

患者口服抑制膀胱痉挛的药物时会有口干的不良反应，此时嘱患者不要因此而大量饮水，只用间断少量饮水，湿润口腔即可。

进食或饮水后，及时准确地记录水量，每天的进出量必须保持平衡，如未能达到目标，要根据情况作出适当的调整。

（三）留置导尿术

1.目的

（1）抢救危重患者时准确记录尿量，测量尿比重，并密切观察病情变化。

（2）在盆腔脏器术中，保持膀胱排空，避免术中误伤。

（3）某些泌尿系统疾病术后留置导尿管，便于引流和冲洗，减轻手术切口的张力，有利于切口愈合。

（4）为尿失禁或会阴部有伤口的患者引流尿液，保持会阴部清洁、干燥。

（5）为尿失禁患者进行膀胱功能训练。

2.适应证

（1）重症和病情不稳定不能排空膀胱的患者。

（2）无法进行其他膀胱管理方法的患者。

（3）需要摄入大量液体的患者。

（4）认知功能障碍的患者。

（5）治疗后膀胱内压仍然不能有效降低的患者。

（6）浸润性膀胱癌的患者。

（7）上尿路受损或膀胱输尿管反流的患者。

（8）应用间歇导尿过程中出现尿路感染，暂时未控制的患者。

3.禁忌证

（1）怀疑尿道损伤，特别是有骨盆创伤、尿道口及会阴部出血、阴囊血肿等情况。

（2）膀胱容量小，经过治疗仍有强烈的不规律收缩情况。

4.并发症

留置导尿管的方法虽然简单易行，但应注意其并发症的发生，最常见的并发症是尿路感染。此外，长期留置导尿管可导致膀胱输尿管反流、尿道关闭不全和尿漏、肾盂积水、自主性异常反射、膀胱结石、肾结石以及膀胱癌等，发生率明显高于间歇导尿。

第八节 关节活动度的训练技术

一、关节活动概述

关节活动范围（range of motion，ROM）指关节的远端向着或离开近端运动时，远端骨所达到的新位置与起始位置之间的夹角。关节活动训练的目的是使挛缩与粘连的纤维组织延长，维持或增加关节活动范围，以利于患者完成功能性活动。

（一）关节的运动

关节的运动方向包括屈和伸、内收和外展、旋转、翻转和环转。

（1）屈和伸：通常是指关节在矢状面沿冠状轴进行的运动。运动时，关节的远端向近端接近，相关节的两骨之间的角度变小称为屈。反之，关节的远端离开近端，角度增加称为伸。

（2）内收和外展：运动时，关节的远端接近身体中线为内收，离开身体中线为外展。

（3）旋转：向内或向前转动称旋内或旋前，向外或向后转动称旋外或旋后。

（4）翻转：指踝和足的联合运动，足底向内侧转动，足的内侧缘抬起为内翻；足底向外侧转动，足的外侧缘抬起为外翻。

（5）环转：能沿两轴以上运动的关节均可做环转运动，如肩关节、髋关节和桡腕关节等环转运动实质是屈、展、伸、收依次结合的连续动作。

（二）关节运动的类型

（1）生理运动：是指关节在其自身生理允许的范围内发生的运动，通常为主动运动，如前述的屈和伸、内收和外展、旋转等。

（2）附属运动：是指关节在生理允许范围之外、解剖范围之内完成的一种被动运动，通常自己不能主动完成，而需由他人或健侧肢体帮助完成。

（三）关节活动异常的原因

（1）关节及周围软组织疼痛：由于疼痛导致主动和被动活动均减少，如骨折、关节炎症、术后等。

（2）肌肉痉挛：中枢神经系统病变引起的痉挛，如脑损伤引起的肌肉痉挛、关节或韧带损伤引起的肌肉痉挛。

（3）软组织挛缩：关节周围的肌肉、韧带、关节囊等软组织挛缩，例如烧伤、肌腱移植术后、长期制动等引起的挛缩。

（4）肌肉无力：中枢神经系统病变引起的软瘫、周围神经或肌肉损伤、肌腱断裂。

（5）关节内异常：关节渗出或有游离体。

（6）关节僵硬：关节骨性强直或关节融合术后引起的僵硬。

二、关节活动康复训练方法

（一）主动运动

主动运动可以促进血液循环，具有温和的牵拉作用，能疏松粘连组织，牵拉挛缩不严重的组织，有助于保持和增加关节活动范围。最常见的是各种徒手体操，一般可根据患者关节活动受限的方向、程度，设计一些有针对性的动作。

（二）主动助力运动

（1）器械练习：借助杠杆原理，利用器械助力，带动活动受限的关节进行活动。应用时应根据病情及治疗目的，选择相应的器械，如体操棒、木棒、肋木，以及针对四肢不同关节活动障碍而专门设计的练习器械，如肩关节练习器、肘关节练习器、踝关节练习器等。

（2）悬吊练习：利用挂钩、绳索和吊带将拟活动的肢体悬吊起来，使其在去除肢体重量的前提下进行主动活动，类似于钟摆样运动。

（3）滑轮练习：利用滑轮和绳索，用健侧肢体帮助对侧肢体活动。

（三）被动运动

（1）关节可动范围运动：是治疗者根据关节运动学原理完成关节各个方向的活动。它具有维持关节现有的活动范围、预防关节挛缩的作用。

（2）关节松动技术：主要利用关节的生理运动和附属运动，被动地活动患者关节，以达到维持或改善关节活动范围、缓解疼痛的目的。常用方法包括关节的牵引、滑动、滚动、挤压、旋转等。这一技术由澳大利亚的治疗师梅特兰（Maitland）发明，故又称为澳式手法或Maitland手法。

（3）关节牵引：利用应用力学中作用力与反作用力的原理，通过器械或电动牵引装置，使关节和软组织得到持续的牵伸，从而达到复位、固定、解除肌肉痉挛和挛缩、减轻神经根压迫、纠正关节畸形的目的。

根据牵引部位,关节牵引可以分为颈椎牵引、腰椎牵引、四肢关节牵引;根据牵引的动力,可分为徒手牵引、机械牵引、电动牵引;根据牵引持续的时间,可分为间歇牵引和持续牵引;根据牵引的体位,可分为坐位牵引、卧位牵引和直立位牵引。

(四)持续性被动活动

持续性被动活动(continuous passive motion,CPM)是利用机械或电动活动装置,在关节无疼痛范围内缓慢、连续地活动关节的一种装置。CPM在临床康复治疗中主要用于四肢关节术后及关节挛缩的治疗。使用CPM,应早期开始。使用前首先需要确定关节活动范围的大小,根据患者的耐受程度,每日或间隔几日逐渐扩大范围,直至达到关节的最大活动范围。根据病情或手术方式,连续数小时(或24 h),或连续30~60 min,1次/d或2次/d。

(五)作业治疗

作业治疗是有目的地应用某项活动,对不同程度地丧失生活自理和职业能力的患者进行治疗和训练,使其恢复、改善和增强生活、学习和劳动能力。

作业治疗包括日常生活能力训练、就业技能训练、休闲文娱训练、教育技能训练等。

三、关节活动训练康复护理

(一)心理护理

患者由于伤病担心疼痛、功能恢复,会影响工作生活和运动等,常常会有很多顾虑,从而出现不良情绪,不利于接受治疗和训练功能。比较好的方法是护理人员与家属一起体贴、关心、安慰、鼓励患者,帮助患者树立战胜疾病的信心,克服心理障碍,使其主动、积极地配合治疗,以取得最好的疗效。

(二)疼痛护理

(1)运动前让患者了解治疗、训练的方法,告知其对训练过程中出现的疼痛有思想准备。

(2)根据患者的爱好,如通过聊天、听音乐、看电视等方法使其在一定程度上忽视疼痛。

(3)运动时疼痛稍有加重,运动结束后疼痛不减轻或持续加重,应适当调整运动范围或运动量。

（4）注意观察疼痛的变化，疼痛持续加重或发绀、苍白，皮肤温度降低，感觉减退，不能自主活动或被动活动时有疼痛感，应及时告知医生，以避免不良后果发生。

第九节　日常生活活动能力的训练技术

一、日常生活活动指导概述

狭义的日常生活活动（activity of daily living，ADL）是指人在独立生活且每天必须反复进行的、最必要和基本的以及具有共同性的动作群，即进行的衣、食、住、行及个人卫生等基本动作和技巧。广义的ADL，还包括与他人的交往，以及在社区乃至更高层次的社会活动。日常生活指导是将每一项ADL分解成若干个动作成分，进行针对性的指导，然后再组合成一个完整的动作，并在生活实践中加以运用。日常生活活动可以分为基础性日常生活活动（basic activity of daily living，BADL）和工具性日常生活活动（instrumental activity of daily living，IADL）。

ADL指导是康复治疗在实践中的延续，是康复护士的核心技术之一。让患者尽可能地获得ADL自理能力，提高生活质量，早日回归社会。

二、ADL指导方法

该方法遵循从易到难的原则，可结合晨晚间护理进行。要按照患者实际生活情况，选择适当的方法进行训练指导。如果患者有肌力低下或协调性差时，可先进行一些准备训练，如加强手指肌力训练、协调平衡能力训练等。为代偿患者残存或已丧失的功能，可对自助具进行改良，以实现患者在ADL方面的自理能力。指导依从发育顺序进行，即首先指导患者恢复进食动作，最后恢复如厕能力，要循序渐进，逐步提高患者的生活自理能力。

（一）进食训练

训练患者尽可能地独立完成此项动作，增强患者进食的主动性、趣味性，同时培养患者康复信心，减少对他人的依赖。

独立完成一项进食动作要求手的抓握、上肢运动以及口腔吞咽动作连贯完成，每个环节出问题都会直接影响进食动作的独立完成。因此，首先要找出影响进食的原因，然后根据问题制定护理措施。对于不能独立完成进食的患者，必须给予一定的护理支持和必要的自助具，以完成进食动作。

（1）手的抓握：手精细动作无能或握力减弱者可用勺、叉代替筷子，可将手柄加粗或使用功能固定带。

（2）上肢运动：由于上肢关节活动受限、肌力低下、协调障碍等，患者手不能到达嘴边。对于不能将食物送到口里的患者，可以让其先取坐位，将食物摆放在他面前稳定的平台上，患者双手放于台面上。如果患者的利手是患侧手并且只有一点功能，应该考虑改变利手，使用患手稳定手腕，健手运送食物；如果患者的患侧上肢具有运动功能，在进食训练期间应加以利用。

（3）口腔吞咽：由于口腔颌面关节活动受限、口周围肌群肌力低下、协调性障碍等容易造成吞咽困难、呛水者，要端正患者的头、颈及身体的位置，以利于其吞咽。

（二）穿脱衣训练

穿脱衣物是日常活动中不可缺少的动作，训练能够使患者动作协调。大多数患者可独立完成。

1.穿脱开襟上衣

（1）穿衣：患者取坐位，用健手找到衣领，将衣领朝前平铺在双膝上，患侧袖子垂直于双腿之间；用健手协助患肢套进袖内并拉衣领至肩上；健侧上肢转到身后，将另一侧衣袖拉到健侧斜上方，穿入健侧上肢；系好扣子并整理。

（2）脱衣：过程与穿衣相反。用健手解开扣子。先用健手脱患侧衣至肩下，再脱健侧衣至肩下，然后两侧自然下滑脱出健手，再脱出患手。

2.穿脱套头上衣

（1）穿衣：患者取坐位，用健手将衣服平铺在健侧大腿上，领子放于远端，患侧袖子垂直于双腿之间；用健手将患肢套进袖内并拉到肘以上，再穿健侧袖子，健手将套头衫背面举过头顶，套过头部，整好衣服。

（2）脱衣：患者取坐位，先将衣服尽量向上拉，用健手抓住衣服后领向上拉，从背部将衣服退出头部，退出健侧手，最后退出患侧手。

3.穿脱裤子

（1）穿裤：患者取坐位，用健手从腋窝处将患腿抬起放在健腿上，患腿呈屈髋、屈膝状；用健手穿患侧裤腿，拉至膝以上，放下患腿，全脚掌着地；穿健侧裤腿，拉至膝上；抬臀或站起向上拉至腰部并整理系紧。

（2）脱裤：患者取站立位，松开腰带，让裤子自然下落；然后坐下，先抽出健腿，后抽出患腿，健手上挑起裤子，整理好待用。患者平衡较好者取坐-站式，平衡不好者取坐-卧式训练穿裤。

4.穿脱袜子和鞋

（1）穿袜子和鞋：患者取坐位，双手交叉或用健手从腋窝处将患腿抬起置于腿上，用健手为患足穿袜子和鞋；放下患腿，全脚掌着地，重心转移至患侧，再将健侧下肢放在患侧下肢上，穿好健侧袜子和鞋。

（2）脱袜子和鞋：顺序相反，下肢关节受限者可用穿袜自助具辅助穿脱。

（三）床上运动及转移训练

床上运动及转移训练不仅可以促进血液循环，预防因卧床引起的一切并发症，如坠积性肺炎、压疮、肌肉萎缩、关节挛缩和深静脉血栓形成等，最大限度地保持关节活动范围，而且对于巩固和促进康复效果也具有极其重要的意义。

1.床上运动

（1）床上翻身：以偏瘫患者为例。向患侧翻身时，将健侧下肢插到患侧下肢下面屈膝；双手十指交叉握紧，伸肘（患手拇指一定要放在健手拇指的上方）；先将伸握的双手摆向健侧，再反方向地摆向患侧，借助摆动的惯性可翻向患侧。向健侧翻身时，可屈肘，用健手前臂托住患肘放在胸前；将健腿插入患腿的下方，在身体旋转的同时，用健腿搬动患腿。

（2）床上左右移动：移向右侧时，先将健足伸到患足的下方，用健足勾住患足向右移动；用健足和肩支起臀部，同时将下半身移向右侧，臀部右移；将头慢慢移向右侧。左移的动作与此类似。

（3）坐起：对有良好的坐位平衡能力及臂力的患者进行坐位训练时，通常用最简单的方法，即让患者借助绳梯或一根打结的粗绳，双手交替牵拉，就可从仰卧位到坐位。双下肢瘫痪患者在无辅助设备的情况下，应先翻身至健侧卧位，然后将下肢移动到床沿，并逐渐用健侧上肢支撑身体坐起。对不能自行坐起者，扶助坐起的方法是让患者双臂肘关节屈曲支撑于床面，操作者站在患者侧前方，用双手扶托患者双肩并向上牵拉，指导患者利用双肘支撑抬起上部躯体，然后逐渐改用双手掌撑住床面，支撑身体而坐起。

2.立位转移

（1）扶持行走：偏瘫患者先在扶持站立位时练习患腿摆动、踏步、屈膝、伸髋、患腿负重，健腿向前后移动，以训练患腿的平衡能力。操作者在偏瘫侧进行扶持，一手握住患侧手部除拇指外的四指，使其拇指在上，掌心向前；另一手从患侧腋下穿出放于胸前处，与患者一起缓慢向前步行。

（2）扶杖站立与架拐行走：

①扶杖站立：将两拐杖放于足趾的前外侧15~20 cm，双肩下沉，双肘微屈，双手握住拐杖的横把，使上肢的支撑力落于横把上。肌力不足者，可取三点站立位，即将两拐杖放于足前外方20~25 cm处，这时患者以足、左拐杖、右拐杖三点支撑身体的重量。

②架拐行走：根据患者的残疾及肌力情况，分别指导练习不同步态。以截瘫患者为例，根据腋杖和脚移动的顺序不同分为交替拖地步行、同时拖地步行（摆至步）、四点步行、三点步行、二点步行、摆过步、独立行走等。

A.交替拖地步行：方法是伸出左腋杖，两足同时拖地向前，到达左腋杖附近，再将右拐向前迈来获得平衡。

B.同时拖地步行：又称为摆至步，即同时伸出双侧腋杖，然后两足同时拖地向前，到达腋杖附近。

C.四点步行：伸出左腋杖，迈出右脚；伸出右腋杖，迈出左脚。

D.三点步行：同时迈出双拐，再迈出患腿或不能负重的足，然后再迈出肌力较好的一侧腿或健足。

E.二点步行：方法是一侧腋杖和对侧足同时伸出，另一腋杖和足再同时伸出。

F.摆过步：方法与摆至步相似，但双足不拖地，而是在空中摆向前，故步幅较大、速度快，患者的躯体和上肢控制力必须较好，否则容易跌倒。

G.独立行走：平行杠是患者练习站立和行走的工具。患者首先在平行杠内练习患肢与健肢交替支持体重、矫正步态、改善行走姿势等，再做独立行走练习。行走时，患者先需要保持立位平衡，然后一脚迈出，使身体随着向前倾斜，重心转移至该下肢，再迈出另一脚，如此交替迈步，身体向前行进。

（3）上下楼梯：

①上楼梯：偏瘫患者健手扶住栏杆，操作者站在患侧后方，一手扶持健侧腰部，另一手控制患侧膝关节，协助重心转移至患侧，嘱患者健足迈上第一个台阶；协助患者重心向前移动至健侧下肢，操作者一手固定健侧骨盆，另一手从膝关节上方滑至小腿前面，协助患足抬起放于第二个台阶上；健足再上台阶时，操作者一手不动，另一手上移至患侧大腿向下压，并向前拉膝部至足的前方，协助重心转移至患侧，嘱患者健足再迈上一个台阶。

②下楼梯：偏瘫患者健手扶住栏杆，操作者站在患侧，患足先下第一个台阶，操作者一手放于患膝上方，使其稍向外展，另一手放于健侧骨盆处；用前臂保护患侧腰部，并将身体重心向前移动；健足下第一个台阶时，操作者的手保持原位，然后另一手继续将骨盆向前推移。

第六章　社区康复护理

（四）个人卫生训练

对能在轮椅上坐位坚持30 min以上、健侧肢体肌力良好、全身症状稳定的患者，应尽快进行个人卫生训练，尽可能地帮助患者提高生活自理的能力，增强自信心。

1.修饰

包括梳头、洗脸和口腔卫生（刷牙、漱口）。脑卒中患者仅用一只手或一边身体就可完成个人卫生和修饰。

（1）患者坐在水池前，用健手打开水龙头放水，调节水温。用健手洗脸、患手及前臂。洗健手时，患手贴在水池边伸开放置或将毛巾固定在水池边缘，涂过香皂后，健手及前臂在毛巾上搓洗。拧毛巾时，可将毛巾套在水龙头上或患侧前臂上，用健手将两端合拢，然后向一个方向拧干。

（2）打开牙膏盖时，可借助身体将物体固定（如用膝夹住），用健手将盖旋开。刷牙的动作由健手完成，必要时可用电动牙刷代替。

（3）清洗义齿或指甲，可用带有吸盘的毛刷、指甲锉等，固定在水池边缘。

（4）剪指甲时，可将指甲剪固定在木板上，木板再固定在桌上，如此进行操作。

2.如厕

对于瘫痪患者，如厕这种活动可通过使用便盆、坐厕椅和如厕转移来完成。其中，使用便盆在床上运动时可同步完成；使用坐厕椅是完成类似的床椅转移后，能自己穿脱裤子；如厕转移是通过从床或椅转移至厕所，接近坐便器，转移坐至坐便器，然后再把脱裤子到大腿中部，便完后用厕纸完成拭净动作，提好裤子再转至坐便器，待冲水后走出厕所。

3.洗澡

（1）盆浴：

①患者坐在紧靠浴盆的椅子上，使用木制椅，高度与浴盆边缘相等；脱去衣物，用健手托住患腿放入盆内，再用健手握住盆沿，用健腿撑起身体前倾，抬起臀部移至盆内椅子上，然后再把健腿放入盆内。

②亦可用一块木板，下面拧2个橡皮柱固定在浴盆一端，患者将臀部移向盆内木板上，将健腿放入盆内，再帮助患腿放入盆内。

③洗毕，出浴盆顺序与前面步骤相反。

（2）淋浴：

患者可坐在淋浴凳或椅子上，先开冷水管，后开热水管调节水温，淋浴较容易进行。洗涤时，用健手持毛巾擦洗；用长柄的海绵浴刷擦洗背部和身体的远端。对于患侧上肢肘关节以上有一定控制能力的患者，将毛巾一端缝上布套，套于患臂上协助擦洗；拧干毛巾时，将其压在腿下或夹在患侧腋下，用健手拧干。

第十节 痉挛的康复护理

一、痉挛的发病原因

痉挛是上运动神经元受损后引起牵张反射兴奋性升高所致结果，导致骨骼肌张力升高，其特点是肌张力随牵张速度的增加而升高。痉挛是中枢神经系统疾病或受损后的常见并发症，常见于脑卒中、脊髓损伤、脊髓病脑瘫、多发性硬化和侧索硬化症等。

二、痉挛的预防、治疗及护理

痉挛对于瘫痪患者来说，虽然有不利的方面，即严重痉挛妨碍患者的活动和功能，但也有有利的方面，如：

（1）痉挛可减慢肌萎缩的速度。

（2）由于痉挛使得肌肉萎缩不明显，因而骨突出不明显，从而减少了压疮的发生的可能性。

（3）阵发性肌肉痉挛的存在，达到了肌肉收缩促进血液循环的目的，可防止深静脉血栓形成。

（4）部分患者的痉挛有利于进行站立、转移，甚至步行等动作。

因此，只有严重痉挛影响患者日常活动时才予以处理。

（一）减少产生痉挛的外界刺激

从患者急性期开始，采取预防痉挛的良性体位；偏瘫患者采取良肢位；截瘫患者下肢伸肌优势要比屈肌痉挛有利，因此在急性期应尽量使膝关节保持在伸展位，膝关节下面不要放枕头、垫子之类的物品，防止膝关节屈曲挛缩。还可以让患者养成俯卧位的睡眠习惯；早期在站立台上进行站立训练。对于使用矫形器的患者，必须认真分析使用，防止因器具的刺激促使痉挛发生。

（二）运动疗法

运动疗法和作业疗法中许多方法是针对预防和缓解痉挛而设计的。如Bobath法为缓解肌肉紧张，让患者取侧卧位，患侧在上方，治疗者一手扶着患肩，另一手扶患侧髋部向相反的方向轻柔有节奏地挪动，使患者的肩部和骨盆向相反的方向运动。为缓解下肢伸肌紧张，Brunnstrom技术主张让患者仰卧屈膝，治疗者握住患者的两侧踝关节，辅助患者将臀部抬离床面，进行桥式活动。即患者取仰卧位，上肢放于体侧，或双手十指交叉，双上肢上举；双腿屈膝，足支撑在床上，然后将臀部主动抬起，并保持骨盆呈水平位。起初，患者不一定能自动抬起臀部，康复人员将一只手放在患侧股前边，向前下方拉压膝关节，另一只手的手指伸直轻拍患侧臀部，刺激其活动，帮助伸患髋。在进行桥式运动时，如果两足间的距离越大，伸髋时保持屈膝所需的选择性运动成分越多。随着控制能力的改善，为了进一步提高患侧髋关节伸展控制能力，可逐步调整桥式运动的难度。如将健足从治疗床上抬起，或将健腿置于患腿上，以患侧单腿完成桥式运动。如果患者很容易地完成患腿负重、抬高和放下臀部，那么他在行走中就能防止膝关节被锁住，为今后步行训练奠定了基础。

（三）冷疗和水疗

肌肉温度降低对肌梭有镇静作用，可使肌张力和肌肉痉挛减轻。操作方法：把冰块与水混合应用，这种混合物的温度为0℃，将治疗部位浸入冰水中，对于难以浸入冰水的身体部位则可运用冰水敷布；也可将毛巾浸于冰水中，然后取出并迅速用于身体较大部位以致冷；也可用冰进行按摩。这些方法均可迅速降低皮肤温度和缓慢地降低肌肉温度。肌肉温度下降的速度与皮下脂肪的厚度明显相关。较瘦者一般需要15 min，而较胖者则需30 min左右。

一旦肌肉被冷却到足以解除痉挛状态时，其效果常可持续较长时间。在温水池中轻柔、有节律地缓慢运动，水温可使痉挛的肌肉放松。

（四）痉挛肌电刺激疗法

该方法主要用于治疗中枢神经系统损伤所致的痉挛性瘫痪。根据交互抑制原理，用小电极分别刺激痉挛肌肌梭和拮抗肌肌梭，使痉挛肌松弛，拮抗肌兴奋，达到治疗目的。肌萎缩侧索硬化症、多发性硬化症、面神经炎症病情进展期的患者慎用或禁用。

（五）药物治疗

巴氯芬（氯苯氨丁酸，baclofen）是一种肌肉松弛剂，对缓解痉挛有明显效果，且副作用少。用法：10 mg/次，2次/d，每日增加5 mg，待出现明显改善时改为维持量，但最大量不得超过20 mg/次，4次/d。停药时要逐渐减量，以防出现反跳。

第十一节　挛缩的康复护理

关节周围的皮肤、肌肉、韧带等病变造成的关节活动受限叫作挛缩。挛缩是康复医学中最常见、对患者功能恢复影响较重的并发症之一。

一、挛缩分类

挛缩可分为先天性挛缩和后天性挛缩。后天性挛缩又可以分为以下几种：

（一）皮肤性挛缩

因烫伤、创伤、炎症等造成皮肤瘢痕而出现的挛缩。

（二）结缔组织性挛缩

因皮下组织、韧带、肌腱等收缩而出现的挛缩。

（三）肌性挛缩

因关节长期固定、肌肉疾患创伤等造成肌肉短缩、萎缩及瘢痕导致的挛缩。

（四）神经性挛缩

1.反射性挛缩

为了减少疼痛，长时间地将肢体置于某一种康复护理新进展强制体位而造成的挛缩。

2.痉挛性挛缩

中枢神经系统疾患所致的痉挛性瘫痪，因肌张力亢进造成的挛缩。

3.弛缓性麻痹性挛缩

末梢神经系疾患所致的弛缓性瘫痪造成的挛缩。患者出现运动麻痹后，在很短的时期内就可能引起关节的挛缩和变形。因此，患者在卧床期间，要认真预防关节挛缩。

二、挛缩的护理

挛缩的护理措施可以概括为以下三类。

（一）保持良好体位

脑卒中偏瘫患者常出现肌张力异常。为了防止因痉挛造成肩关节内收内旋、肘关节屈曲、前臂旋前、腕关节屈曲、手指屈曲、下肢髋关节外旋、膝关节伸展、踝关节内翻、下垂等姿势异常和挛缩，要让患者在卧床期就保持以下的体位。

1.仰卧位

肩胛骨尽量向前伸出，肩关节患侧外展外旋，在上臂与躯体之间放一个浴巾卷，防止肩关节内收内旋。为抑制上肢的屈肌紧张，肘关节应保持伸展位。上肢放在软枕上，手的高度要超过心脏的位置，预防手部水肿。仰卧时为抑制紧张性迷路反射的影响，需要在膝下垫一个软枕，维持膝关节轻度屈膝位。踝关节保持背屈位置。

2.侧卧位

（1）患侧卧位：患侧在下，健侧在上。头应有枕头的支持。患侧上肢前伸，使肩部向前，确保肩胛骨的内缘平靠于胸壁。上臂前伸以避免肩关节受压和后缩。肘关节伸展，手指张开，掌心向上。手中不应放置任何物品，否则因受抓握反射的影响而引起手抓握掌中的物体。健侧上肢可放在身上或身后的枕头上，放在身前是错误的，因其带动整个躯体向前而引起患侧肩胛骨后缩。患侧下肢在后，即患侧髋关节微后伸，膝关节略屈。这是所有体位中最重要的体位。患侧卧位增加了对患侧的知觉刺激输入，并使整个患侧被拉长，从而减少痉挛。此外，健侧也能自由活动。

（2）健侧卧位：健侧在下，患侧在上。头部枕头不宜过高。患侧上肢下垫一个软枕，上举约100°，使患侧肩部前伸，肘关节伸展，前臂旋前，腕关节背伸，患侧骨盆旋前，髋膝关节呈自然半屈膝位，置于枕上。患足与小腿尽量保持垂直位，注意足不能内翻悬在枕头边缘。身后可置一软枕支撑，有利于身体放松。健侧下肢平放在床上，轻度伸髋，稍屈膝。

（二）体位变换

在挛缩急性期，正确的姿势是很重要的。但是无论什么姿势，如果不进行体位变换，患者就会在该姿势下发生挛缩。因此，保持良好体位和体位变换必须结合进行。保持特定体位有困难的患者，可以用被子、浴巾卷、软枕等予以辅助。不能在床上变换体位的患者，要由护士将患者抬起变换体位，防止硬行牵拉而造成皮肤擦伤。可以完成床上变换体位的患者，护士要鼓励其自己完成，预防失用性肌萎缩，促进运动功能的恢复。

（三）关节活动度训练

关节活动度训练是通过适当的运动保持肌肉的生理长度和肌张力，保持关节活动度，改善局部循环功能，保留运动感觉。关节活动度训练包括被动运动辅助主动运动、主动运动。对已经挛缩的关节，应增加主动牵引、徒手牵引、持续牵引训练。

1.肩关节

（1）徒手训练：叉腰和背手，主要训练内旋。摸头、单手或双手摸头后，主要训练外旋。匍匐，跪地伸上肢，双手伏于地，利用臀部进退向前举肩。坐于桌旁，患手置于桌上，利用自身体重进行各方向的活动。

（2）器械训练：体操棒训练，用健手带患手做肩关节活动。滑轮训练，通过头顶的滑轮，用健手带动患手外展上举，但此法易致肩痛。摆动训练，弯腰伏于高台上，患手握适当重物做各种方向的肩关节活动。肩胛梯，用手指爬摸墙上有小阶梯的肋木。肩胛轮，同时训练肩外展上举与旋转。

（3）主动训练：全范围运动，由治疗师根据解剖和生理状况进行训练是疗效最好、副作用最小的方法。本体感觉神经肌肉易化法（PNF），用于瘫痪及各种神经肌肉疾病的治疗。它是应用牵张、关节压缩、施加阻力等本体感觉刺激，以对角螺旋组合运动模式促进肌群收缩。最初让肌肉处于最大限度牵张状态促其收缩，运动中不断增加阻力，最后尽最大努力使肌肉产生强有力收缩而发生神经冲动，促使虚弱肌肉收缩。

2.髋关节

（1）前屈以牵拉髋伸肌群：屈膝位仰卧，用牵引带固定对侧，术者用手压住腹股沟部，在大腿远端外后侧施力使之屈曲90°以上。屈曲大于90°时，意志坚强者可以自行用双手抱住膝下小腿使之压向胸部。此训练主要在于牵拉关节囊。伸膝，位同上仰卧，用牵引带固定对侧。术者一手压住腹股沟部，另手托脚后跟用力屈膝。此法同时牵引腘绳肌和坐骨神经，自我训练患腿，直腿抬置于床或椅上，臀部下压，或患侧臀及下肢伸长坐于床上，健腿下垂于地面，躯体前倾以屈髋。

（2）后伸以牵拉屈髋肌群：仰卧位时一手压住对（健）侧胫骨粗隆，尽量屈髋，另手压髌骨上方使患肢尽量伸直，俯卧位将对侧下肢用带子固定，术者一手压住患侧坐骨结节部，一手抬患侧股前，患侧膝关节屈、伸均可。

自我训练：对侧屈膝髋在前，患侧伸膝髋在后，臀部尽量下压。

（3）外展以牵伸内收肌群：

①对侧卧位：术者一手按压患者髂前上棘以固定骨盆，另手上抬股骨远端。注意防止对侧代偿性髋外展而导致腰椎侧凸。

②对仰卧位：对侧置于治疗床旁，小腿垂于床沿。术者一手压住患侧髂前上棘以固定骨盆，另一手使患股外展。

自我训练：侧卧或坐于床上，屈髋伸膝、外展下肢。

（4）内收以牵伸股外侧肌群：

①仰卧位：对侧下肢屈曲内收，患侧下肢伸直与交叉，术者分别推挤双侧膝上股部，使两侧肢体均内收。

②对侧卧位：屈髋、膝，背靠床沿。术者一手固定骨盆，另一手使患股后伸并内收。

自我训练：患侧上肢伸直支于墙上，躯体直立以健侧腿支撑。患腿向健腿交叉，使骨盆向墙面靠拢。

（5）内外旋：

①仰卧位：患侧屈髋膝，术者一手压患侧胫骨粗隆以固定大腿，另手握患侧小腿远端以行股内外旋活动。

②俯卧位：患肢伸膝，术者一手固定患肢髂前上棘，另手握患肢小腿远端以行内外旋活动。

（6）牵伸：按下肢长轴方向牵引下肢。取仰卧位，用带子固定骨盆，术者握患小腿踝部，伸患肢股微屈，膝全伸，沿长轴方向牵伸。

自我训练：对侧立于台阶上并屈膝，患侧踝足被套在较低位置。对侧伸膝时即牵引患侧下肢。

3.膝关节

（1）徒手牵张：俯卧位，用带子分别固定患者双侧臀部和患侧股下端。术者双手握踝，反复屈伸膝以放松膝关节，适于运动初期疼痛较重时。患者做同样准备，术者一手按压坐骨结节，另一手或前臂托患者小腿屈膝，用力需要逐渐增加，并与患者的呼吸节律配合。一般呼吸肌肉松弛时，可加强牵伸力。矫正伸展受限时肢体取同上位置，术者一手按压坐骨结节以防骨盆代偿，一手推踝以伸膝。

（2）器械矫正：

屈膝受限：一般取俯卧位，胸腹部不便压迫、心肺功能不全及老年患者可取仰卧位或坐位。俯卧位时腹部垫枕以防腰前凸，骨盆和大腿远端用带子固定。坐位使股直肌松弛，利于屈膝活动。外力通过重锤与滑轮施加。锤重从5 kg开始，根据反应逐渐增加。牵引方向以垂直于小腿方向为宜，也可以同时予以小腿轴向牵引以松弛膝关节。重锤与地面距离只能有数厘米，以防意外发生。牵引时间可以是间歇的，也可以是持续的。牵引前自动或被动的关节屈伸运动可以缓和关节周围软组织的紧张状态。

（3）自我训练：适合预防训练或早期轻度障碍时的训练。

①屈曲受限：患者取卧位、坐位或立位，一手或双手握足背向臀部挤压。或者患者将膝屈曲，足背置肋木或床沿，以自身力量屈膝。此法易出现代偿性运动，故必须经常对其进行指导监督。

②伸展受限：患者取仰卧位，行直抬腿运动。患者坐于硬床上，腿伸直，自我按压胫骨或牵张足趾。

参考文献

[1] 刘仍强，杜秀华，季冠梅，等．公共卫生基础与实务[M]．天津：天津科技翻译出版有限公司，2023．

[2] 李芳健，戴宇飞，王慧．公共卫生应急[M]．北京：科学出版社，2024．

[3] 王文勇，王小林．公共卫生学[M]．上海：上海交通大学出版社，2023．

[4] 郑晓静，马晓萍，唐秀春，等．公共卫生服务与现代医院管理[M]．上海：上海科学普及出版社，2024．

[5] 万剑青，张伟丽，马波，等．公共卫生与预防医学实践[M]．长春：吉林科学技术出版社，2024．

[6] 孔德花，苗世敏，李秀梅，等．新编内科学与公共卫生[M]．哈尔滨：黑龙江科学技术出版社，2024．

[7] 周荣荣，周刚，刘娟，等．公共卫生检验及传染病防治[M]．西安：世界图书出版西安有限公司，2024．

[8] 黄昊，马春东，夏洪燕，等．临床内科疾病综合治疗与公共卫生[M]．哈尔滨：黑龙江科学技术出版社，2024．

[9] 魏健，杨凌燕，郭金栋，等．当代卫生管理与实务[M]．天津：天津科技翻译出版有限公司，2023．

[10] 蔡洁清．现代卫生管理研究[M]．延吉：延边大学出版社，2024．

[11] 王小合，陈仕学．卫生管理学理论与实务[M]．北京：北京理工大学出版社，2024．

[12] 王文科．公共卫生健康的伦理研究[M]．上海：上海三联书店，2023．

[13] 曹瑞祥，等．新编公共卫生与预防医学精要[M]．长春：吉林科学技术出版社，2023．

[14] 赵健，孙玉敏，董刚，等．内科疾病诊治与公共卫生管理[M]．上海：上海交通大学出版社，2021．

[15] 崔梦晶，曾嘉莹，许余玲．公共卫生基本实践技能实习指导[M]．南京：东南大学出版社，2023．

[16] 袁伟，戴玉玲，黄振水. 医院管理与公共卫生服务[M]. 南昌：江西科学技术出版社，2023.

[17] 韩爱红，孙奇，刘延许. 公共卫生管理及卫生服务管理研究[M]. 昆明：云南科技出版社，2023.

[18] 郑敏，周佃新，张余坤，等. 临床内科学与公共卫生管理[M]. 哈尔滨：黑龙江科学技术出版社，2023.

[19] 张艳婷. 临床康复护理实践[M]. 沈阳：辽宁科学技术出版社，2022.

[20] 魏国芳. 医学临床康复与护理[M]. 武汉：湖北科学技术出版社，2022.

[21] 赵桂花. 康复护理[M]. 武汉：华中科技大学出版社，2022.

[22] 王颖. 老年护理康复技术[M]. 长春：吉林科学技术出版社，2022.

[23] 柳春波，盛芝仁，袁长蓉. "互联网+护理服务"老年慢性病智能随访管理[M]. 杭州：浙江大学出版社，2023.

[24] 朱海华，杨银玲，赵敏. 智慧护理 信息打造：电子病历系统应用水平分级之护理实践[M]. 厦门：厦门大学出版社，2021.